Sexuelle Funktionsstörungen bei Männern

Fortschritte der Psychotherapie
Band 87

Sexuelle Funktionsstörungen bei Männern

PD Dr. Julia Velten, Dipl.-Psych. Umut C. Özdemir

Julia Velten
Umut C. Özdemir

Sexuelle Funktionsstörungen bei Männern

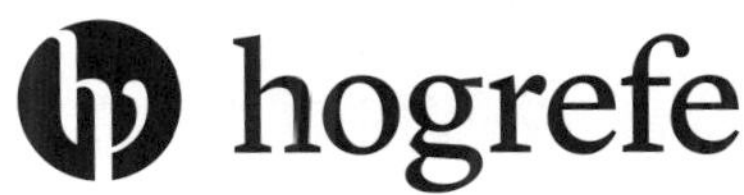

PD Dr. rer. nat. Julia Velten, geb. 1984. 2004–2009 Studium der Psychologie in Bielefeld. 2009–2013 Ausbildung zur Psychologischen Psychotherapeutin (Verhaltenstherapie). 2009–2012 klinische Tätigkeit in Bad Oeynhausen und Bad Salzuflen. Seit 2012 wissenschaftliche Mitarbeiterin am Forschungs- und Behandlungszentrum für psychische Gesundheit an der Ruhr-Universität Bochum. 2016 Promotion. 2020 Habilitation. Tätigkeit als Psychotherapeutin sowie als Dozentin in der Psychotherapieausbildung.

Dipl.-Psych. Umut C. Özdemir, geb. 1986. 2006–2012 Studium der Psychologie in Würzburg. 2014–2020 Tätigkeit als klinischer und wissenschaftlicher Mitarbeiter am Institut für Sexualwissenschaft und Sexualmedizin der Charité – Universitätsmedizin Berlin. 2013–2015 Curriculäre Weiterbildung in Sexualtherapie. 2015–2021 postgradualer Weiterbildungsstudiengang in Psychologischer Psychotherapie (Verhaltenstherapie) am Zentrum für Psychotherapie der Humboldt-Universität zu Berlin (ZPHU). 2018–2020 Zusatzqualifikation Gruppenpsychotherapie. Seit 2020 Dozent in der Ausbildung Psychologische Psychotherapie sowie Aufklärung zu sexualpsychologischen Themen in klassischen und sozialen Medien. Seit 2022 in eigener Praxis niedergelassen.

Bibliografische Information der Deutschen Nationalbibliothek
Die Deutsche Nationalbibliothek verzeichnet diese Publikation in der Deutschen Nationalbibliografie; detaillierte bibliografische Daten sind im Internet über http://dnb.dnb.de abrufbar.

Hogrefe Verlag GmbH & Co. KG
Merkelstraße 3
37085 Göttingen
Deutschland
Tel. +49 551 999 50 0
Fax +49 551 999 50 111
info@hogrefe.de
www.hogrefe.de

Satz: Matthias Lenke, Weimar
Druck: mediaprint solutions GmbH, Paderborn
Printed in Germany
Auf säurefreiem Papier gedruckt

1. Auflage 2023

(E-Book-ISBN [PDF] 978-3-8409-2911-3; E-Book-ISBN [EPUB] 978-3-8444-2911-4)
ISBN 978-3-8017-2911-0
https://doi.org/10.1026/02911-000

Inhaltsverzeichnis

Karten

1 Beschreibung der Störungen

1.1 Bezeichnung

Fallbeispiel 1: Herr A. – Erektionsstörung mit körperlichen und psychischen Faktoren

Herr A., ein 42-jähriger Mann, stellt sich als Patient in einer psychotherapeutischen Praxis vor. Er berichtet im Erstgespräch, dass er seit sieben Jahren mit seiner Partnerin verheiratet sei. Das Paar habe jedoch seit drei Jahren keinen Geschlechtsverkehr mehr. Herr A. führe dies vor allem auf seinen beidseitigen Leistenbruch zurück, den er damals, vor drei Jahren, gehabt habe. Die Leistenbrüche hätten Schmerzen bei der Erektion ausgelöst, sodass er auch heute noch „eine Barriere im Kopf" habe. Morgendliche Spontanerektionen seien vorhanden. Bei der Selbstbefriedigung werde sein Penis in der Regel steif, er bekomme jedoch „nur eine etwa 80 %ige Erektion". Eine typische Problemsituation ergebe sich, wenn das Paar abends im Bett liege, kuschele und sich küsse. Er gehe dann davon aus, dass seine Partnerin Geschlechtsverkehr haben wolle und sorge sich, ob er denn dieses Mal erneut „keinen hochbekomme". Das setze ihn unter Druck und er „funktioniere nicht mehr". Dabei sei es doch das, was ein Mann beim Sex können müsse: Eine Erektion bekommen und der Partnerin einen Orgasmus verschaffen.

Bei vielen Männern steht ein aktives Sexualleben für Gesundheit und körperliche Leistungsfähigkeit. Sie erwarten von sich ein stetes sexuelles *Wollen* und *Können* mit unerschütterlich hoher „Potenz" und steter „Manneskraft". Treten nun Schwierigkeiten mit der sexuellen Funktion auf, also kommt der Höhepunkt zu schnell oder die Erektion zu spät bzw. gar nicht, wird dies als Schwäche oder Unzulänglichkeit ausgelegt und tabuisiert. Wiederholen sich nun sexuelle Schwierigkeiten, ist die erste Anlaufstelle in der Regel die urologische Praxis. Oftmals stellen sich Männer dort mit dem Wunsch vor, es möge eine rein körperliche Ursache für ihr sexuelles Problem gefunden werden, welche mithilfe der richtigen Medikation ein für alle Mal behoben werden könne. Negative Gedanken oder Gefühle als auslösende oder wesentliche Begleitfaktoren werden von den Betroffenen ungern bedacht.

Ursachen sexueller Probleme können multifaktoriell sein

Diese vereinfachte Sicht auf sexuelle Probleme wird jedoch längst nicht von allen Männern geteilt. Viele erkennen an, dass Versagensängste, Leistungsdruck, Sorgen über das Problem oder Vermeidung von sexuellen Begegnungen zu einer Verstärkung der Beschwerden beitragen. Tatsächlich liegen die Ursachen für sexuelle Probleme selten auf der Hand: Die meisten Störungen werden durch eine Vielzahl prädisponierender, auslösender und aufrechterhaltender Faktoren beeinflusst. Psychische und körperliche Faktoren können ebenso wie partnerschaftliche Einflüsse dafür sorgen, dass sexuelle Probleme entstehen bzw. einen chronischen Verlauf nehmen.

Zu den häufigsten sexuellen Problemen bei Männern gehören der vorzeitige Samenerguss sowie Schwierigkeiten damit, eine Erektion zu bekommen oder beim Sex aufrechtzuerhalten. Geringes bzw. fehlendes sexuelles Verlangen oder ein verzögerter Samenerguss sind weitere Problembereiche. Wenn derartige sexuelle Probleme häufig und langanhaltend auftreten und der Mann darunter leidet, kann eine sexuelle Funktionsstörung diagnostiziert werden.

Wenige betroffene Männer suchen ein spezifisches psychosoziales Behandlungsangebot für sexuelle Störungen auf und stellen sich z. B. in einer Sexualberatungsstelle vor. Im Rahmen von Psychotherapien stellen sexuelle Störungen ebenfalls nur selten den Behandlungsanlass dar, sondern kommen vielfach erst im Laufe der Behandlung ans Licht (Velten et al., 2021). Wesentlich dafür, dass sexuelle Störungsbilder erkannt und behandelt werden können, ist das aktive Nachfragen von Seiten der Psychotherapeut:innen. Dabei sollten Behandelnde keine falsche Scheu haben: Die meisten Betroffenen wünschen sich, dass aktiv nach sexuellen Problemen gefragt wird. Daher ist eine standardmäßige Exploration der sexuellen Funktion und sexueller Schwierigkeiten sinnvoll, auch wenn der Patient diesen Themenbereich nicht von sich aus anspricht.

Sexuelle Reaktion läuft in verschiedenen Phasen ab

Modelle der sexuellen Reaktion sind ein wichtiges Hilfsmittel für die Exploration sexueller Probleme. Ein Modell, welches dazu dient, verschiedene sexuelle Probleme voneinander abzugrenzen und dadurch die Kommunikation mit dem Patienten zu erleichtern, ist das lineare Modell der sexuellen Reaktion (Kaplan, 1974; Masters & Johnson, 1970). Dieses Modell ist in den 1970er Jahren erstmalig publiziert worden und wird seitdem in weitgehend unveränderter Form zur Diagnostik sexueller Funktionsstörungen genutzt. Laut diesem Modell läuft die sexuelle Reaktion in vier nacheinander ablaufenden Phasen ab (vgl. Abbildung 1).

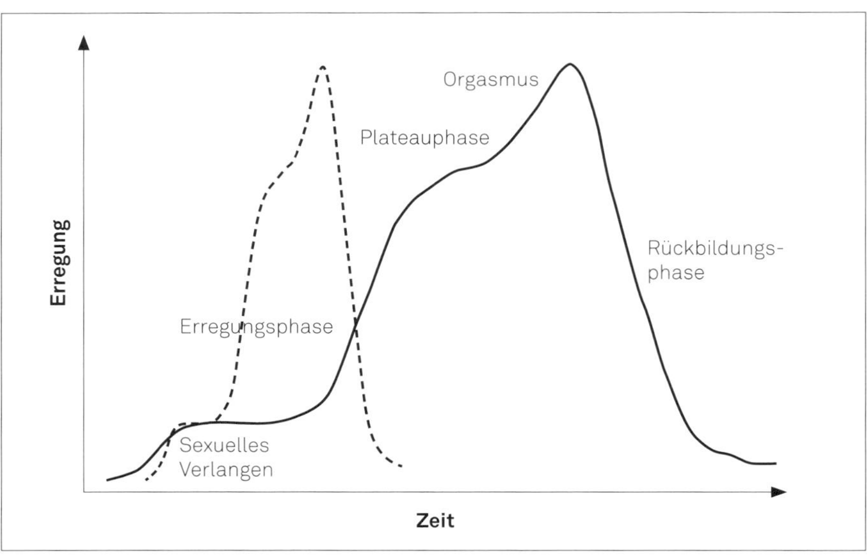

Abbildung 1: Lineares Modell der sexuellen Reaktion (nach Masters & Johnson, 1970; Kaplan, 1974)

Abbildung 1 zeigt zudem eine Variante, nach der die sexuelle Reaktion bei Männern vom „normalen“ Ablauf abweichen kann: So ist bei Männern mit einem vorzeitigen Samenerguss nur eine sehr kurze Erregungsphase vorgeschaltet, bevor es zum Orgasmus kommt.

In der Phase des sexuellen Verlangens spürt der Mann ein sexuelles Interesse bzw. den Wunsch nach Sexualität. Nach Beginn der sexuellen Stimulation beginnt die Erregungsphase mit verstärkter Durchblutung der Genitalien, Erektion des Penis sowie verstärkter autonomer Erregung mit erhöhtem Blutdruck und beschleunigtem Puls. Die Plateauphase beschreibt den kurzen Zeitraum starker Erregung vor Eintreten des Orgasmus bzw. der Ejakulation. Diese ist durch eine weitere Steigerung von Puls und Blutdruck sowie erhöhte Muskelanspannung gekennzeichnet. Aus den Cowperschen Drüsen wird in dieser Phase das Präejakulat, auch Lusttropfen genannt, abgegeben. In der Orgasmusphase wird die größte Intensität der Lustempfindung erlebt; diese Phase dauert zumeist einige Sekunden an. Es kommt zu unwillkürlichen, rhythmischen Muskelkontraktionen in der Genital- und Analregion und es kommt zur Ejakulation von Sperma. Ejakulation und Orgasmus sind dabei nicht gleichzusetzen, treten jedoch in der Regel gleichzeitig ein. Die autonome Erregung erreicht beim Orgasmus ihren Höhepunkt. Während der anschließenden Rückbildungs- oder Refraktärphase lässt die autonome Erregung nach und die Genitalien kehren in ihren Ursprungszustand zurück. Während dieser Phase ist eine genitale Reaktion auf sexuelle Reize erschwert und es kann in der Regel zu keiner neuen Erektion und keinem weiteren Orgasmus kommen.

Schwierigkeiten können in jeder Phase der Reaktion auftreten und diese unterbrechen oder stören. Das lineare Modell der sexuellen Reaktion bildet den Rahmen für die Störungsbilder, die bis zum heutigen Tag in den Diagnosesystemen aufgeführt werden (z. B. Erektionsstörungen, die der Erregungsphase zugeordnet werden).

1.2 Definition

Ähnliche Störungskriterien nach ICD-10, ICD-11 und DSM-5

Während die Einführung der fünften Edition des Diagnostischen und Statistischen Manuals psychischer Störungen (DSM-5; American Psychiatric Association [APA], 2013) eine deutliche Revision der sexuellen Störungen bei Frauen im Vergleich zur Vorgängerversion und zur zehnten Edition des Diagnosesystems der Weltgesundheitsorganisation, der ICD-10 (Dilling, Mombour & Schmidt, 2005), zur Folge hatte, wurden die sexuellen Funktionsstörungen des Mannes nur kleinen Veränderungen unterzogen. Diese beinhalten im Wesentlichen überarbeitete Störungsbezeichnungen sowie eine Präzisierung einzelner Störungskategorien durch Häufigkeits- oder Dauerkriterien. Die deutschen Störungsbezeichnungen der ICD-11 sind zum Zeitpunkt des Erscheinens dieses Buches erst in vorläufiger Form bekannt. Änderungen zur finalen Version sind möglich. Erfreulicherweise unterscheiden sich die Diagnosen in der ICD-11 nicht sehr stark von denen des DSM-5 (Reed et al., 2016), was eine Orientierung im klinischen Alltag erleichtert.

Auch wenn die spezifischen Störungsdiagnosen von der ICD-10 zur ICD-11 nur kleinen Veränderungen unterzogen wurden, gibt es jedoch grundsätzliche Änderungen in der Systematik, mit der sexuelle Funktionsstörungen diagnostiziert werden. So existieren in der ICD-10 noch zwei Kapitel, in denen sexuelle Störungen ohne organische Ursache (Kapitel F52: Sexuelle Funktionsstörungen) von Störungsbildern mit organischer Ursache (Kapitel N: Krankheiten des Urogenitalsystems) getrennt dargestellt werden.

Diese Zweiteilung wird in der ICD-11 aufgegeben, sodass Störungen der sexuellen Funktion im Kapitel Zustände mit Bezug zur sexuellen Gesundheit (Conditions related to Sexual Health) zu finden sind. Diese Veränderung wird dem Perspektivenwechsel gerecht, der in Bezug auf sexuelle Störungen in den letzten Jahrzehnten stattgefunden hat und der eine künstliche Unterteilung nach körperlichen und psychischen Ursachen wenig sinnvoll erscheinen lässt. Im Rahmen einer multifaktoriellen Ätiologie wirken psychische, soziokulturelle oder partnerschaftsbezogene Faktoren für die Entstehung und Aufrechterhaltung sexueller Störungen zusammen (vgl. Kapitel 2.5). Dementsprechend können in der ICD-11 individuell relevante ätiologische Faktoren gemeinsam mit der Diagnose vermerkt werden.

Ätiologische Aspekte bei sexuellen Funktionsstörungen in der ICD-11:

- Medizinische Krankheitsbilder, Verletzungen oder Folgen von Operationen oder Strahlenbehandlungen,
- psychologische oder Verhaltensfaktoren, inkl. psychischen Störungen,
- Gebrauch psychoaktiver Substanzen oder Medikation,
- fehlendes Wissen oder fehlende Erfahrungen,
- Partnerschaftsfaktoren,
- kulturelle Faktoren,
- andere ätiologische Faktoren.

Die Neuordnung der Störungsbilder in der ICD-11 führt dazu, dass sexuelle Störungen nicht mehr im Kapitel der psychischen und Verhaltensstörungen aufgeführt sind. Dies birgt das Risiko, dass psychologische Psychotherapeut:innen nicht mehr als Ansprechpersonen für diese Störungsbilder wahrgenommen werden, was möglicherweise zu einer Verlagerung hin zu ärztlichen Behandlungen sowie einer stärkeren Medikalisierung von sexuellen Störungen führt. Ob diese Veränderung Schwierigkeiten bei der Abrechnung von psychologischer Psychotherapie für sexuelle Störungen zur Folge hat, ist nicht abzusehen (Schwesig et al., 2022).

Diagnose erfordert Leidensdruck, mehrmonatige Dauer und häufiges Auftreten

Eine sexuelle Störung kann nach DSM-5 und ICD-11 nur vergeben werden, wenn persönlicher Leidensdruck vorliegt. Das Vorliegen interpersoneller Konflikte mit einer Partnerin bzw. einem Partner reicht für eine Diagnosestellung nicht aus. Dies stellt sicher, dass eine Diagnose nicht ausschließlich aufgrund von unterschiedlichen sexuellen Wünschen und Vorlieben in der Partnerschaft gestellt wird.

Zudem ist eine hinreichende Dauer der Symptome von *mehreren* (ICD-11) bzw. *mindestens sechs Monaten* (DSM-5) notwendig. Die meisten Symptome müssen *häufig* (ICD-11) bzw. *in mindestens 75 % der sexuellen Situationen* (DSM-5) auftreten und müssen über das hinausgehen, was in Bezug auf Alter und Lebenssituation des Mannes als erwartbar gelten kann. Diese Kriterien erleichtern die Abgrenzung zwischen subklinischen sexuellen Problemen und klinisch relevanten sexuellen Funktionsstörungen. Es wird dem Umstand Rechnung getragen, dass sexuelle Erlebens- und Verhaltensweisen zeitliche Fluktuationen aufweisen und diese häufig funktional bzw. adaptiv (z. B. als Reaktion auf eine akute Belastungssituation) und nicht als sexuelle Funktionsstörung zu werten sind.

Für eine Diagnose nach DSM-5 muss sichergestellt sein, dass die Symptome nicht ausschließlich auf Stressoren in der Paarbeziehung, Medikamenten- bzw. Substanzeinnahme bzw. einen medizinischen Krankheitsfaktor zurückzuführen sind. Wie bereits dargestellt, können in der ICD-11 sexuelle Störungen auch dann diagnostiziert werden, wenn diese z. B. wesentlich durch eine Medikation hervorgerufen werden.

Lebenslang vs. erworben, generalisiert vs. situativ

In allen Diagnosesystemen kann spezifiziert werden, ob die Störung *lebenslang* besteht oder nach einer Phase des relativ normalen sexuellen Funktionierens *erworben* wurde. Des Weiteren kann angegeben werden, ob die Störung in allen sexuellen Situationen *generalisiert* oder *situativ* (z. B. nur bei bestimmten sexuellen Aktivitäten oder bestimmten Partner:innen) auftritt.

Im DSM-5 kann durch ein Schweregrad-Rating (leicht, mittel, schwer) angegeben werden, wie beeinträchtigend oder belastend die jeweilige sexuelle Störung erlebt wird. Tabelle 1 gibt einen Überblick über die verschiedenen sexuellen Funktionsstörungen beim Mann.

Tabelle 1: Sexuelle Funktionsstörungen bei Männern nach DSM-5, ICD-10 und ICD-11

DSM-5	ICD-10	ICD-11*
Störungen mit verringertem sexuellem Verlangen		
• Störung mit verminderter sexueller Appetenz beim Mann	• Mangel oder Verlust von sexuellem Verlangen (F52.0)	• Hypoaktives sexuelles Verlangen (HA00)
–	• Sexuelle Aversion (F52.10) • Mangelnde sexuelle Befriedigung (F52.11)	–
Störungen der sexuellen Erregung		
• Erektionsstörung	• Versagen genitaler Reaktionen (F52.2) oder Impotenz organischen Ursprungs (N48.4)	• Männliche sexuelle Erregungsstörung/Erektionsstörung (HA01.1)
Orgasmusstörungen		
• Vorzeitige (Frühe) Ejakulation	• Ejaculatio praecox (F52.4)	• Vorzeitige Ejakulation (HA03.0)
• Verzögerte Ejakulation	• Orgasmusstörung (F52.3)	• Verzögerte Ejakulation (HA03.1)
Sonstige näher bezeichnete sexuelle Funktionsstörungen		
• Andere näher bezeichnete sexuelle Funktionsstörungen	• Sonstige sexuelle Funktionsstörungen, nicht verursacht durch eine organische Störung oder Krankheit (F52.8) • Sonstige näher bezeichnete Krankheiten des Penis (N48.8)	• Sonstige näher bezeichnete sexuelle Funktionsstörungen (HA01Y)

* Übersetzungen ins Deutsche basieren auf einer vorläufigen Version der ICD-11. Finale Bezeichnungen können abweichen (Stand Aug. 2022).

1.2.1 Hypoaktives sexuelles Verlangen

Diese Störung zeigt sich durch das fehlende oder deutlich verringerte Verlangen nach Sex, was sich z. B. durch einen anhaltenden oder wiederkehrenden Mangel an erotischen Gedanken und/oder Fantasien zeigt. Weitere Symptome sind fehlendes reaktives Verlangen während sexueller Aktivität oder als Reaktion auf sexuelle Reize sowie das Unvermögen, sexuelles Verlangen bis zum Ende der sexuellen Aktivität aufrechtzuerhalten. Die Verringerung des sexuellen Verlangens wird in Abhängigkeit der jeweiligen Lebenssituation und des Alters beurteilt. Ebenso muss der zwischenmenschliche Kontext mitberücksichtigt werden. Löst vor allem die Diskrepanz im sexuellen Verlangen zwischen zwei Personen Leidensdruck aus, wird die Störung nicht diagnostiziert.

Fallbeispiel 2: Herr L. und Herr U.

Der 35-jährige Herr L. stellt sich gemeinsam mit seinem Lebenspartner Herrn U. bei einer Sexualberatungsstelle vor. Das Paar habe seit Monaten regelmäßig Streit, vor allem da Herr U. mit dem gemeinsamen Sexualleben unzufrieden sei. Er sei davon überzeugt, dass etwas mit Herrn L. nicht stimme, dieser ihn entweder betrüge oder sich trennen wolle. Anlass für diese Vermutungen gebe die vermeintliche sexuelle Lustlosigkeit von Herrn L. Das Paar sei seit drei Jahren zusammen, die Häufigkeit der sexuellen Aktivitäten habe jedoch mit der Zeit nachgelassen. Nachdem die Partner zu Beginn der Beziehung mehrfach die Woche Sex gehabt hätten, sei dies aktuell nur noch alle zwei Wochen der Fall. Die sexuellen Aktivitäten würden aktuell ausschließlich von Herrn U. initiiert. Herr L. „mache zwar mit“, sei jedoch sexuell zunehmend passiv und spule – nach Aussage von Herrn U. – nur das Standardprogramm ab. Herr L. selbst äußert, dass er im Moment unter starkem beruflichem Druck stehe und Sex daher nicht so wichtig für ihn sei. Er müsse sich zudem um seine an Krebs erkrankte Mutter kümmern und habe daher oft „anderes im Kopf“. Die sexuellen Begegnungen mit seinem Partner seien für ihn jedoch weiterhin erregend und er sei mit der Partnerschaft insgesamt zufrieden. Auf Rückfragen erfährt die Sexualberaterin, dass es sich für beide Partner um die erste langfristige, monogame Beziehung handelt. Nach Abschluss der Sexualanamnese kommt sie zu dem Schluss, dass bei keinem der Partner eine sexuelle Funktionsstörung vorliegt. Die vermeintlich verminderte sexuelle Appetenz von Herrn L. ist vor dem Hintergrund der aktuellen Lebenssituation sowie interindividueller Unterschiede im sexuellen Verlangen verstehbar. In einem weiteren gemeinsamen Gespräch wird besprochen, wie das Paar das gemeinsame Sexualleben befriedigender gestalten kann.

1.2.2 Erektionsstörung

Das kennzeichnende Kriterium für dieses Störungsbild ist das Unvermögen, bei sexueller Aktivität eine Erektion zu bekommen bzw. diese aufrechtzuerhalten. Wenn zwar eine Erektion zustande kommt, diese jedoch nicht steif bzw. rigide genug ist, um ein Einführen des Penis zu ermöglichen, kann die Diagnose ebenfalls vergeben werden. Entscheidend ist auch hier, dass die Störung nur vorliegt, wenn Probleme mit der Erektion in der Mehrzahl der Situationen auftreten. Gelegentliche Schwierigkeiten mit der

Erektion rechtfertigen keine Störungsdiagnose. Bei einem situativen Störungsbild tritt das Problem nur in bestimmten Situationen auf. Besonders häufig berichten Patienten davon, dass das Erlangen und Aufrechterhalten von Erektionen bei der Selbstbefriedigung und beim sog. Vorspiel unproblematisch sind, das Problem jedoch vor bzw. während penetrativem Geschlechtsverkehr auftritt. Leistungsdruck und Versagensängste wirken in diesen Fällen oft als aufrechterhaltende Faktoren (vgl. Kapitel 2.1.3).

1.2.3 Vorzeitige Ejakulation

Von einer vorzeitigen Ejakulation wird gesprochen, wenn die Ejakulation beim Sex mit einer Partnerin innerhalb einer Minute nach dem vaginalen Einführen des Penis und bevor der Mann es sich wünscht, auftritt (APA, 2013). Viele Studien, aber auch die ICD-10, unterscheiden nicht zwischen Orgasmus und Ejakulation. Zwar tritt beides i.d.R. zeitlich sehr nah beieinander auf, es handelt sich jedoch um zwei verschiedenen physiologische Vorgänge. Ein Orgasmus kann auch ohne Ejakulation auftreten. Ausgehend von dieser selten getroffenen Unterscheidung berichten Studien unter dieser Diagnose von Orgasmus- oder Ejakulationsproblemen. Die betroffenen Männer berichten häufig auch darüber, den Zeitpunkt der Ejakulation nicht beeinflussen bzw. kontrollieren zu können. Um diese Störung zu diagnostizieren, muss es in der Mehrzahl der sexuellen Situationen zu einer frühen Ejakulation kommen. Die Diagnose kann auch gestellt werden, wenn kein vaginaler Geschlechtsverkehr ausgeübt wird (z.B. bei schwulen Männern). Aus Mangel an verlässlichen Daten wurde bislang kein zeitlicher Rahmen für andere sexuelle Aktivitäten etabliert. Zur Vergabe dieser Störung ist der Selbstbericht ausreichend. Eine objektivierte Messung per Stoppuhr, wie sie in klinischen Studien durchgeführt wird, ist nicht notwendig. Zur Beurteilung der Störungswertigkeit allein die Zeit nach Beginn der Penetration in den Fokus zu setzen, wird allerdings auch kritisiert (de Carufel, 2016). Einige Experten raten vielmehr dazu die gesamte Länge der Erregungsphase für die Bestimmung der Störung miteinzubeziehen. So ist die Schnelligkeit mit der Männer nach Beginn des Geschlechtsverkehrs ejakulieren in großem Maße davon abhängig, wie viel Erregung bereits vor der geplanten Penetration aufgebaut wurde.

1.2.4 Verzögerte Ejakulation

Das Kennzeichen dieser Störung ist die deutliche Verzögerung oder das Unvermögen des Mannes, eine Ejakulation zu erreichen (APA, 2013). Von dieser Störung betroffene Männer berichten in der Regel von der Unfähigkeit, trotz angemessener Stimulation bei sexueller Aktivität mit anderen in einer akzeptablen Zeit zu ejakulieren. Häufig berichten Männer von Koitus bis zur Erschöpfung, genitalem Unbehagen oder davon, dass sie aufgrund der Schwierigkeiten mit der Ejakulation Sex vermeiden. Für eine Störungsdiagnose ist entscheidend, dass eine angemessene Stimulation vorliegt und dass die beschriebene Symptomatik über Monate hinweg bei der Mehrzahl der sexuellen Aktivitäten auftritt.

1.2.5 Substanz-/Medikamenteninduzierte sexuelle Funktionsstörung

Nach DSM-5 wird eine substanz- bzw. medikamenteninduzierte sexuelle Funktionsstörung diagnostiziert, wenn bedeutsame Einschränkungen in der sexuellen Funktion klar im Zusammenhang mit einer Medikamenteneinnahme, Substanzintoxikation oder -entzug stehen. In der ICD-11 werden Störungen, die mit einer Medikamenteneinnahme im Zusammenhang stehen, unter der jeweiligen Störungskategorie diagnostiziert und mit dem passenden ätiologischen Spezifizierungsfaktor versehen (z. B. HA01.1 und HA40.2, männliche sexuelle Erregungsstörung/Erektionsstörung bei Gebrauch einer psychoaktiven Substanz oder Medikation).

Wenn charakteristische Symptome einer sexuellen Funktionsstörung vorliegen, die Kriterien einer der bislang dargestellten Störungsbilder jedoch nicht vollständig erfüllt sind, kann die Diagnose einer anderen näher bezeichneten sexuellen Funktionsstörung vergeben werden (APA, 2013). Dazu gehören z. B. sexuelle Schmerzen (Dyspareunien) im Genital- oder Beckenbereich, die auch bei Männern auftreten können, jedoch nicht als spezifische Störung nach DSM-5 oder ICD-11 diagnostiziert werden.

1.3 Epidemiologie

Schätzungen der Prävalenz für sexuelle Störungen schwierig

Seit den 1990er Jahren wurden in verschiedenen westlichen Ländern eine Reihe von epidemiologischen Studien zu sexuellen Funktionsstörungen bei Männern durchgeführt. Die berichteten Prävalenzen weisen eine große Schwankungsbreite auf: Sie variieren abhängig von untersuchter Stichprobe, Befragungsmethodik und angewandten Kriterien. Um die folgenden Prävalenzangaben richtig einzuschätzen, müssen daher folgende Aspekte berücksichtigt werden. Die meisten Studien erheben keine sexuellen Funktionsstörungen im Sinne der Diagnosesysteme: Leidensdruck, Dauer und Schweregrad werden häufig nicht abgefragt. Zudem zeigte sich, dass die Prävalenzen von sexuellen Funktionsstörungen in Stichproben von Männern mit homosexuellem Verhalten bzw. Männern, die Sex mit Männern haben (MSM), höher waren im Vergleich zu Männern, die ausschließlich Sex mit Frauen haben (McDonagh, Bishop, Brockman & Morrison, 2014).

Die folgenden Prävalenzangaben basieren auf der Überblicksarbeit von McCabe und Kolleg:innen (2016), die eine Vielzahl von Studien zur Prävalenz sexueller Funktionsstörungen bei Männern weltweit ausgewertet haben, sowie der repräsentativen Bevölkerungsstudie zu Gesundheit und Sexualität in Deutschland (GESiD) nach ICD-11-Kriterien (Briken et al., 2020).

1.3.1 Hypoaktives sexuelles Verlangen

Eine Auswahl von 24 Studien zu verringertem sexuellem Interesse bei Männern ergab eine Punktprävalenz zwischen 15 und 25 % für Männer unter 60 Jahren. Während die Stärke des Verlangens vom späten Jugendalter bis zum höheren Erwachsenenalter das gleiche Niveau aufwies, berichteten Männer über 60 deutlich häufiger von reduziertem sexuellem Verlangen. Laut GESiD-Studie erlebten 15 % der befragten Männer verringertes sexuelles Verlangen in den letzten zwölf Monaten. Unter Berücksichtigung des Leidensdrucks zeigte sich eine Lebenszeitprävalenz von 5 %. In der GESiD-Studie nahm die Prävalenz mit dem Alter der Befragten zu: Während bei 18- bis 25-Jährigen eine Zwölfmonatsprävalenz von 10 % berechnet wurde, lag diese in der Altersgruppe der 66- bis 75-Jährigen bei 23 %.

1.3.2 Erektionsstörung

Erektionsstörungen gelten als die am häufigsten beforschte sexuelle Funktionsstörung. Studienübergreifend zeigte sich eine deutliche Altersabhängigkeit des Störungsbildes. Während bei jüngeren Männern bis 49 Jahren zu einem gegebenen Zeitpunkt zwischen 1 und 15 % unter Erektionsproblemen leiden, sind es bei älteren Männern zwischen 60 und 69 Jahren zwischen 20 und 40 %. Bei Männern über 70 leiden sogar 50 bis 100 % an einer Erektionsproblematik. Während Erektionsprobleme mit dem Alter häufiger werden, lässt der Leidensdruck, der durch dieses Problem verursacht wird, eher nach. Männer jenseits der 70 fühlen sich meist weniger durch Schwierigkeiten mit der Erektion belastet als jüngere Männer. Trotz kultureller Unterschiede fanden sich insgesamt hohe Prävalenzen an Erektionsstörungen.

Die deutsche GESiD-Studie ergab 8 % als Zwölfmonatsprävalenz und 11 % als Lebenszeitprävalenz für klinisch relevante Erektionsstörungen. Etwa ebenso viele Männer berichteten Erektionsprobleme ohne sich davon beeinträchtigt zu fühlen. Bei 11 % der betroffenen Männer lag eine lebenslange bzw. primäre Problematik vor, während die Großzahl von einer erworbenen (sekundären) Störung berichtete. In einer australischen Längsschnittstudie an Männern zwischen 35 und 80 Jahren erkrankten knapp 32 % innerhalb eines 5-Jahreszeitraums neu an einer Erektionsstörung. Veränderungen der Erektionsfähigkeit waren mit anderen Bereichen der sexuellen Funktion, wie sexuellem Verlangen oder Ejakulation, assoziiert. Über eine Reihe von Studien hinweg schwankte die Inzidenz, also die Neuerkrankungsrate, von Erektionsstörungen zwischen 4 und 66 Fällen pro 1000 Männer/Jahr (Martin et al., 2014).

1.3.3 Vorzeitige Ejakulation

Die berichteten Punktprävalenzen von vorzeitigem Samenerguss schwanken zwischen 8 und 30 %. Aktuelle Studien deuten darauf hin, dass Männer in Asien und Zentralamerika häufiger unter diesem Problem leiden als Männer in Europa und den USA. Die meisten Studien werteten Selbstberichtsdaten aus, wobei einige Untersuchungen Informationen über die tatsächliche Zeit, die Männer bis zur Ejakulation benötigen, lieferten. Während 20 % der Männer im Selbstbericht angaben, unter vorzeitiger Ejakulation zu leiden, kam es nur bei 3 % zu einer Ejakulation innerhalb einer Minute nach Beginn des Geschlechtsverkehrs. Unter allen Befragten ejakulierten 14 % innerhalb von ein bis zwei Minuten, 41 % innerhalb von zwei bis fünf Minuten und 23 % innerhalb von fünf bis zehn Minuten nach Beginn des Geschlechtsverkehrs (Lee et al., 2013).

Die Befragung von sexuell aktiven Männern in Deutschland zeigte eine Abnahme der Prävalenz mit dem Alter. Am häufigsten fand sich das Störungsbild mit 8 % in der Gruppe der 18- bis 25-jährigen Männer, am seltensten mit 2 % bei den 66- bis 75-jährigen Männern. Die Lebenszeitprävalenz lag in der GESiD-Studie bei 8 % und ein Drittel der diagnosebedürftigen Männer litt unter generalisierten Störungen, bei der die Problematik nicht auf die Paarsexualität beschränkt ist.

1.3.4 Verzögerte Ejakulation

In einer großen US-amerikanischen Studie aus dem Jahr 1999 gaben 8 % der Männer an, im vergangenen Jahr unfähig zur Ejakulation gewesen bzw. nicht zum Orgasmus gekommen zu sein (Laumann, Paik, Rosen & Page, 1999). Andere Studien zeigten etwas höhere Prävalenzraten von 12 bis 19 %. In einer weltweiten Studie mit über 27 000 Teilnehmern zwischen 40 und 80 Jahren betrug die Anzahl der Männer mit Orgasmusproblemen insgesamt zwischen 5 und 8 %. Höhere Raten von 10 bis 15 % wurden jedoch für Männer in Ost- und Südost-Asien gefunden (Nicolosi et al., 2004). Ein kultureller Einfluss auf die Orgasmushäufigkeit bei Männern ist somit wahrscheinlich. Einschränkend ist zu sagen, dass bei vielen Studien nicht zwischen Orgasmus und Ejakulation differenziert und körperliche Ursachen für die Problematik nicht erhoben wurden. Für Männer in Deutschland ergab die GESiD-Studie eine Zwölfmonatsprävalenz von 4 % und eine Lebenszeitprävalenz von 5 % hinsichtlich der verzögerten oder ausbleibenden Ejakulation.

1.4 Verlauf und Prognose

Besserung schwerer Erektionsstörungen möglich

Eine der wenigen Langzeitstudien zum natürlichen Verlauf von Erektionsstörungen untersuchte 401 Männer mittleren und höheren Alters, die bei einer ersten Erhebung Probleme mit der Erektion berichteten. Neun Jahre später gaben ein Drittel der Befragten eine Remission der Beschwerden an, während ein weiteres Drittel eine Verschlechterung berichtete. Dabei war die Chance auf eine Remission bei jüngeren Patienten und solchen, die im Studienzeitraum Körpergewicht verloren hatten, besonders groß. Raucher und Männer mit schlechtem Gesundheitsstatus hatten hingegen ein größeres Risiko für eine Verschlechterung. Interessanterweise fand sich auch unter denjenigen, die zur Erstbefragung angaben, gar keine Erektion bekommen zu können, etwa ein Drittel mit deutlichen Verbesserungen neun Jahre später. Da der Studienzeitraum (1987 bis 1997) vor der Einführung von Viagra liegt, dienen die Ergebnisse als Hinweis dafür, dass die pessimistische Sicht, dieses Störungsbild ließe sich nur durch Pharmakotherapie lindern, falsch ist (Travison et al., 2007).

Erworbene sexuelle Störungen zeigen sehr variablen Verlauf

Über die sexuellen Funktionsstörungen hinweg gilt, dass bei lebenslang andauernden Formen ein chronischer Verlauf wahrscheinlicher ist, während erworbene Störungen einen hochgradig variablen Verlauf nehmen können. Sind körperliche Faktoren (z. B. Medikation, Erkrankung) wesentlich für die Störung verantwortlich, ist es möglich, dass die sexuelle Störung remittiert bzw. sich verbessert, wenn diese Faktoren behoben werden. Wird ein spezifischer Belastungsfaktor wie z. B. ein Partnerschaftskonflikt als Ursache für ein sexuelles Problem identifiziert, kann es sein, dass das sexuelle Problem verschwindet, sobald dieser Konflikt gelöst wird. Im klinischen Alltag stellen sich jedoch häufig Patienten vor, die bereits über viele Jahre an einem sexuellen Problem leiden und eine Reihe ungünstiger Bewältigungsstrategien entwickelt haben (z. B.

Vermeiden von sexuellem Verhalten). Ein langwieriger Verlauf der Störungsbilder ist daher für viele Betroffene die Regel.

Speziell bei der lebenslangen Form des vorzeitigen Samenergusses ist von einem chronischen Verlauf auszugehen. Spontanremissionen sind bei dieser Problematik äußerst selten. Vielmehr kann es in höherem Alter zu einer Verschlechterung der Symptomatik kommen, wenn z. B. ein Nachlassen der Erektionsfähigkeit das Problem noch verstärkt.

Chronifizierung bei primären sexuellen Funktionsstörungen wahrscheinlich

1.5 Differenzialdiagnose

Die Eingangsdiagnostik dient im Wesentlichen der Klärung der folgenden Fragen:

- Liegen subklinische sexuelle Probleme vor oder werden die Kriterien für eine (oder mehrere) sexuelle Funktionsstörung(en) erfüllt?
- Wird eine sexuelle Symptomatik besser durch eine andere psychische Störung oder vollständig durch einen medizinischen Krankheitsfaktor erklärt? In der ICD-11 ist auch in diesen Fällen eine sexuelle Funktionsstörung diagnostizierbar.
- Liegen sexuelle Störungen komorbid zu anderen psychischen oder körperlichen Erkrankungen vor?

1.5.1 Subklinische sexuelle Probleme

Die westliche Medienlandschaft und die unbegrenzte Verfügbarkeit von pornografischem Material über das Internet tragen zu dem Klischee bei, dass Männer immer und überall Sex haben wollen und können. Gelegentliche Schwierigkeiten mit der Erektion oder ein Samenerguss, der von Zeit zu Zeit früher als gewünscht eintritt, sind jedoch normale und keine pathologischen Schwankungen in der sexuellen Funktion. Oft ist es möglich, diese Symptome im Zusammenhang mit Partnerschaftsproblemen oder anderen Belastungssituationen zu verstehen. Zur Abklärung einer klinisch relevanten sexuellen Funktionsstörung ist es notwendig, zu erfragen, ob durch das sexuelle Problem bedeutsames Leiden ausgelöst wird. Dabei sollte berücksichtigt werden, dass die Belastung durch sexuelle Funktionsstörungen nicht immer als *Leiden* beschrieben wird; starker Ärger, Betrübtheit, Hoffnungslosigkeit oder Frustration über die beeinträchtigte sexuelle Funktion bzw. den fehlenden sexuellen Genuss beschreiben den Leidensdruck der Betroffenen oft adäquater. Das Vorherrschen partnerschaftlicher Konflikte in Bezug auf eine vermeintliche sexuelle Schwierigkeit (z. B. „Meine Frau ist genervt, weil ich nicht lange genug durchhalte, bis sie auch zum Orgasmus kommt“) reicht für die Diagnosestellung nicht aus. Häufig ermöglicht eine gezielte Nachfrage (z. B. „Wie würden Sie sich in Bezug auf die Dauer bis zu Ihrem Samenerguss fühlen, wenn Ihre Frau mit der Situation zufrieden wäre?“) die Differenzierung interpersoneller Konflikte von persönlichem Leiden. Im nächsten Schritt können Dauer und Häufigkeit des Problems eruiert werden. Die Symptomatik muss zumindest mehrere (ICD-11) bzw. sechs Monate (DSM-5) vorliegen, bevor eine Diagnose gestellt werden kann. Schwierigkeiten in den Bereichen Verlangen, Erregung und Orgasmus/Ejakulation sollten zudem bei der Mehrzahl (ICD-11) bzw. mindestens 75 % der sexuellen Begegnungen (DSM-5) auftreten. Liegen die benannten Schwierigkeiten erst seit wenigen Wochen vor oder treten nur gelegentlich auf, sollte von einer Diagnosevergabe abgesehen werden.

Mehrmonatige Dauer und häufiges Auftreten für Diagnose nötig

Interventionen auch bei subklinischen sexuellen Problemen hilfreich

Falls der betroffene Mann sich Unterstützung bei der Bewältigung eines subklinischen sexuellen Problems wünscht, können die in Kapitel 4 dieses Buches dargestellten Interventionen dennoch eingesetzt werden. Auch wenn es keine wissenschaftlichen Studien gibt, die dies belegen, zeigt die klinische Erfahrung, dass die dargestellten Methoden auch bei subklinischen sexuellen Schwierigkeiten als nützlich erlebt werden.

1.5.2 Abgrenzung verschiedener sexueller Funktionsstörungen

Aufgrund der spezifischen Störungskriterien ist eine Abgrenzung verschiedener sexueller Funktionsstörungen bei Männern meist problemlos möglich. Wenn sich ein Mann aufgrund von Erektionsstörungen vorstellt, ist es notwendig, den Bereich des sexuellen Verlangens diagnostisch abzuklären. Wenn dabei deutlich wird, dass ein Ausbleiben der Erektion vor allem darauf zurückzuführen ist, dass der Mann kein sexuelles Verlangen spürt, sollte dieses vorrangig diagnostiziert und ggf. behandelt werden. Wenn beide Störungsbilder vorliegen – also die Schwierigkeiten mit der Erektion auch bei gelegentlich vorhandenem Verlangen auftreten – können beide Störungsbilder diagnostiziert werden.

1.5.3 Abgrenzung sexueller Funktionsstörungen von anderen psychischen Störungen

Differenzialdiagnostische Fragestellungen sind vor allem über spezifische Symptome der sexuellen Funktionsstörungen zu klären. Bei komorbiden affektiven Störungen sollte erfasst werden, ob die sexuelle Funktionsstörung ein Symptom der affektiven Störung ist. Hierfür kann der Zeitaspekt herangezogen werden: Wenn die sexuellen Beschwerden (z.B. sexuelle Lustlosigkeit) erst nach dem Beginn der affektiven Störung aufgetreten sind, sollte laut ICD-10 und DSM-5 keine sexuelle Funktionsstörung diagnostiziert werden. Eine Behandlung der sexuellen Beschwerden kann, wenn vom Patienten gewünscht, dennoch erwogen werden.

Ähnlich ist die Situation bei psychotischen Störungen (z.B. Schizophrenie) zu bewerten. Auch psychotische Störungsbilder gehen häufig mit sexuellen Problemen einher. Eine eigenständige sexuelle Funktionsstörung sollte nach ICD-10 und DSM-5 nur diagnostiziert werden, wenn die Symptomatik nicht vollständig durch die psychotische Störung (z.B. als ein Symptom der Negativsymptomatik) erklärt werden kann. Zusätzlich ist ein möglicher Zusammenhang der sexuellen Beschwerden mit psychopharmakologischer Medikation, wie z.B. Antidepressiva oder Antipsychotika, zu klären. Nach ICD-10 kann in diesen Fällen keine sexuelle Funktionsstörung diagnostiziert werden, während das DSM-5 die Diagnose einer medikamenteninduzierten sexuellen Funktionsstörung bietet.

Die Einführung der ICD-11 wird in diesem Zusammenhang Vorteile mit sich bringen. Die Verwendung der assoziierten Merkmale kann helfen, die Sichtbarkeit sexueller Störungsbilder zu erhöhen: So stehen die Codes HA03.1, HA40.1 und HA40.2 für das

Vorliegen einer verzögerten Ejakulation im Zusammenhang mit einer psychischen Störung sowie einer Medikation. Im besten Fall kann dies zu einer Verbesserung der Versorgungslage betroffener Männer führen.

1.5.4 Körperlich bedingte sexuelle Störungen

Die Abgrenzung zwischen sexuellen Funktionsstörungen und sexuellen Beschwerden, die durch einen medizinischen Krankheitsfaktor bedingt sind, kann sich als schwierig erweisen. Diese dichotome Unterteilung legt nahe, dass in den meisten Fällen die Ursache einer sexuellen Störung klar zu identifizieren sei und somit eindeutig zwischen körperlich bedingten und anderen sexuellen Störungen differenziert werden könne. Dies entspricht jedoch nicht dem aktuellen Verständnis, nach dem die sexuelle Funktion bzw. Störungen dieser von körperlichen, psychischen und sozialen Faktoren beeinflusst werden. Diese Unterscheidung wurde deswegen in der ICD-11 aufgegeben.

ICD-11 unterscheidet nicht zwischen körperlichen und anderen sexuellen Störungen

Wird das DSM-5 zugrunde gelegt, kann auch dann eine sexuelle Funktionsstörung diagnostiziert werden, wenn es bedeutende medizinische oder körperliche Einflussfaktoren gibt. Nur wenn die Symptomatik (fast) ausschließlich auf einen medizinischen Krankheitsfaktor (z. B. eine Rückenmarksläsion, Gefäßerkrankung) zurückzuführen ist, sollte keine Störung vergeben werden.

Exkurs

Seit einigen Jahren wird der Zusammenhang zwischen koronarer Herzkrankheit und Erektionsstörungen heiß diskutiert. Laut einer großen australischen Studie ist das Risiko für arteriosklerotische Herzerkrankungen bei Männern unter 40 Jahren, die unter Erektionsstörungen leiden, um das 7-Fache erhöht (Chew et al., 2010). Es zeigte sich zudem ein gehäuftes Auftreten einer koronaren Herzkrankheit drei bis fünf Jahre nach dem Beginn einer Erektionsstörung. Es liegt der Verdacht nahe, dass bei manchen Männern die Erektionsproblematik ein früher Marker einer Atherosklerose oder Symptom einer polyvaskulären Erkrankung ist (Katsiki, Wierzbicki & Mikhailidis, 2015).

1.6 Komorbidität

1.6.1 Komorbide sexuelle Funktionsstörungen

Männer mit vorzeitigem Samenerguss haben im Vergleich zu Männern ohne dieses Problem ein fast viermal so hohes Risiko, ebenfalls an einer Erektionsstörung zu leiden (Corona et al., 2015). Beide Störungsbilder können sich wechselseitig ungünstig beeinflussen. So erscheint es nachvollziehbar, dass Männer mit Erektionsproblemen versuchen, ihre Erektion durch Erregungssteigerung aufrechtzuerhalten, was zu einer frühen Ejakulation führen kann, wohingegen sich Männer mit vorzeitiger Ejakulation bemühen, ihre Erregung zu reduzieren, was Schwierigkeiten mit der Erektion zur Folge haben kann. Eine Studie an über 3700 Männern zeigte zudem, dass 38 % der

Männer mit Erektionsstörungen, 28 % der Männer mit vorzeitigem Samenerguss und 50 % der Männer mit verzögertem Samenerguss zusätzlich unter sexueller Lustlosigkeit litten (Corona et al., 2013). Auch hier erscheint es logisch, die verschiedenen Aspekte der sexuellen Reaktion gemeinsam zu betrachten. So sind verschiedene Wechselwirkungen möglich: Männer mit Erektionsstörungen erleben möglicherweise Scham oder Schuldgefühle bzgl. ihres sexuellen Problems und verlieren zunehmend das Interesse daran, sich auf vermeintlich „zum Scheitern verurteilte" sexuelle Situationen einzulassen. Andererseits kann ein geringes sexuelles Verlangen auch dazu führen, dass Männer aus einem Gefühl der Verpflichtung Sex haben und es ihnen dann schwerfällt, sich auf sexuelle Stimulierung zu konzentrieren bzw. eine ausreichende Erregung und damit Erektion zu entwickeln.

1.6.2 Depressive Störungen

Depressionen und sexuelle Funktionsstörungen treten häufig gemeinsam auf. Die Wahrscheinlichkeit für depressive Personen, im Verlauf von zehn Jahren eine sexuelle Funktionsstörung zu entwickeln, ist im Vergleich zu Personen ohne Depression um etwa 50 bis 70 % erhöht, während das Risiko für eine Depression bei Patienten mit einer sexuellen Störung sogar um 130 bis 210 % erhöht ist (Atlantis & Sullivan, 2012). Dabei können fast alle Phasen der sexuellen Reaktion betroffen sein. Eine besondere Überschneidung besteht zwischen depressiven Störungen und einem Verlust an sexuellem Verlangen, welches ein typisches Symptom von Depressionen darstellt. Aber auch eine deutliche Verzögerung oder ein Ausbleiben der Ejakulation tritt bei Männern mit Depressionen wesentlich häufiger auf.

Antidepressive Medikation kann sexuelle Probleme verursachen

Verkompliziert wird dieses Zusammenspiel dadurch, dass sich sexuelle Probleme, wie niedrige sexuelle Appetenz oder verzögerte Ejakulation, auch als Nebenwirkung einer antidepressiven Medikation, insbesondere bei der Gruppe der selektiven Serotonin-wiederaufnahme-Hemmer (SSRI), entwickeln können. Somit ist es möglich, dass eine Medikation die depressive Symptomatik verbessert, während sexuelle Schwierigkeiten verstärkt zu Tage treten (Montejo, Montejo & Baldwin, 2018).

Bei Männern mit bipolaren Störungen kann es zudem in manischen bzw. hypomanischen Phasen zu einer Steigerung des sexuellen Verlangens verbunden mit sexuellem Risikoverhalten (z. B. ungeschützter Geschlechtsverkehr mit wechselnden Personen) kommen. Wenn neben einer sexuellen Funktionsstörung auch eine depressive Episode oder eine rezidivierende depressive Störung diagnostiziert wird, sollte diese in den meisten Fällen vorrangig behandelt werden.

Wenn nur leichtgradige depressive Symptome vorliegen oder die sexuellen Probleme auch nach Reduktion der depressiven Symptomatik – also einer Verbesserung von Antrieb und Stimmungslage – persistieren, können in Absprache mit dem Patienten sexualtherapeutische Interventionen zum Einsatz kommen. Von diesem Vorgehen kann abgewichen werden, wenn die sexuelle Funktionsstörung der Depression vorausgeht und als wichtiger aufrechterhaltender Faktor identifiziert wurde. In diesem Fall ist es sinnvoll, soweit Antrieb und Stimmungslage dies zulassen, auch zu Beginn der psychotherapeutischen Behandlung bereits sexualtherapeutische Interventionen durchzuführen.

1.6.3 Psychotische Störungen

Männer mit Schizophrenie oder anderen psychotischen Störungen sind im Vergleich zur Allgemeinbevölkerung weniger sexuell aktiv und haben seltener eine Partnerschaft. Sexuelle Schwierigkeiten sind bei diesem Personenkreis sehr häufig. Ausgeprägte Negativsymptome wie Apathie und sozialer Rückzug können es Betroffenen erschweren, neue Partnerschaften einzugehen und Sex innerhalb einer Partnerschaft zu genießen. Bereits vor Auftreten erster Positivsymptome sind Patienten mit Schizophrenie weniger sexuell aktiv als ihre Altersgenossen. Darüber hinaus können antipsychotische Medikamente sexuelle Störungen, vor allem Erektionsstörungen und verzögerte Ejakulation, verursachen. Die Hoffnung, dass neuere, atypische Antipsychotika zu einem deutlich günstigeren Nebenwirkungsprofil führen, konnte nicht erfüllt werden: Viele Studien zeigen vergleichbar hohe Raten sexueller Funktionsstörungen bei Patienten mit typischen im Vergleich zu atypischen Antipsychotika. Weniger sexuelle Störungen wurden jedoch bei bestimmten Präparaten (z.B. Quetiapin, Aripiprazol, Olanzapin) beobachtet. Viele an Schizophrenie erkrankte Männer führen ihre sexuellen Schwierigkeiten direkt auf die Medikamenteneinnahme zurück und einige berichten sogar, dass sie unter den sexuellen Schwierigkeiten mehr leiden als unter ihren Positivsymptomen. Daher überrascht es nicht, dass viele Betroffene ihre Medikation aufgrund der sexuellen Nebenwirkungen ohne ärztliche Rücksprache absetzen (Schöttle, Lambert, Huber & Briken, 2009).

1.6.4 Angst- und Zwangsstörungen

Ängste gelten als wichtiger ätiologischer Faktor für sexuelle Funktionsstörungen. Besonders Versagensangst, also die Befürchtung, sexuell nicht zu genügen bzw. zu funktionieren, spielt eine wichtige Rolle bei deren Entstehung und Aufrechterhaltung (vgl. Kapitel 2.1.3). Zum gemeinsamen Auftreten von Angststörungen und sexuellen Funktionsstörungen bei Männern gibt es gemischte Befunde. Eine Studie an mehr als 600 Männern zeigte, dass Männer mit Angstsymptomen häufiger unter vorzeitigem Samenerguss litten und angaben, Sex weniger zu genießen. Zusammenhänge zwischen Angstsymptomen und Erektionsstörungen konnten jedoch nicht nachgewiesen werden (Dunn, Croft & Hackett, 1999). Männer mit generalisierter Angststörung leiden ebenfalls häufiger unter sexuellen Problemen, wobei sexuelle Lustlosigkeit besonders häufig berichtet wird. Mehr als die Hälfte der Männer mit Zwangsstörungen berichten über Probleme mit der sexuellen Funktion, dabei insbesondere über Schwierigkeiten, zum Orgasmus zu kommen. Die bei der Behandlung von Zwangsstörungen häufig eingesetzten trizyklischen Antidepressiva stehen in engem Zusammenhang zu Orgasmusstörungen bzw. verzögerter Ejakulation (Kendurkar & Kaur, 2008), während SSRI mit einer Verminderung der sexuellen Appetenz assoziiert sind. Ausgeprägte Kontaminationsängste, z.B. solche, die sich auf Körperflüssigkeiten beziehen, können es betroffenen Personen erschweren, sich auf Sex einzulassen. Ebenso ist es möglich, dass im Anschluss an sexuelle Aktivitäten verstärkte Neutralisierungshandlungen (z.B. exzessives Waschen) ausgeübt werden, um Angst und Anspannung zu reduzieren (Reinecker, 2009).

1.6.5 Posttraumatische Belastungsstörung

Sexualität bei Männern mit PTBS häufig beeinträchtigt

Einer Posttraumatischen Belastungsstörung (PTBS) gehen definitionsgemäß ein oder mehrere äußerst belastende Ereignisse (z.B. Gewalterfahrungen, schwere Unfälle) voraus. Eine PTBS kann mit einer Reihe unterschiedlicher psychischer und psychosomatischer Symptome einhergehen. Diese können z.B. Schlafstörungen, Schreckhaftigkeit, Reizbarkeit und Wutausbrüche oder emotionale Taubheit beinhalten (Ehlers, 1999). Manche Männer mit PTBS vermeiden aktiv sexuelle Situationen, da diese zu einem Gefühl der Verletzlichkeit führen oder weil sie ein verstärktes Auftreten von intrusiven Erinnerungen oder Flashbacks befürchten. Anders als zuvor angenommen scheint es so, dass nicht das Vorliegen einer (sexuellen) Traumatisierung an sich zu sexuellen Störungen führt. Vielmehr scheinen die Symptome der PTBS – die längst nicht alle Personen nach einem Trauma entwickeln – mit Schwierigkeiten im sexuellen Bereich assoziiert zu sein (Yehuda, Lehrner & Rosenbaum, 2015).

Der Zusammenhang zwischen sexuellem Missbrauch im Kindes- bzw. Jugendalter und sexuellen Problemen im Erwachsenenalter ist bei Männern weniger klar als bei Frauen. Mehrere groß angelegte Studien kamen zu dem Schluss, dass Missbrauchserfahrungen die Entwicklung sexueller Funktionsstörungen bei Männern *nicht* vorhersagen. Dies bedeutet jedoch nicht zwangsläufig, dass sexueller Missbrauch das Sexualleben von erwachsenen Männern nicht beeinflusst. Vielmehr kann sexueller Missbrauch bei Jungen mit späterem aggressivem Sexualverhalten, wechselnden Sexualpartner:innen, Angst vor Intimität, zwanghaftem sexuellem Verhalten und Unsicherheit über die eigene sexuelle Orientierung im Zusammenhang stehen (Macintosh, Vaillancourt-Morel & Bergeron, 2020).

1.6.6 Substanzmissbrauch

In Bezug auf den Gebrauch von psychoaktiven Substanzen muss die akute Wirkung von den Auswirkungen langfristigen Ge- und Missbrauchs unterschieden werden. Männer, die Alkohol oder andere Substanzen missbräuchlich konsumieren, leiden mit höherer Wahrscheinlichkeit unter sexuellen Funktionsstörungen. Erektionsprobleme und eine verzögerte oder ausbleibende Ejakulation sind in diesem Kontext besonders häufig. Eine genauere Untersuchung verschiedener Substanzen zeigte, dass das Risiko für Erektionsstörungen bei Heroinkonsum um das 5-Fache, bei Amphetaminkonsum um das 3-Fache erhöht ist. Knapp die Hälfte der Heroin-Konsumenten gaben ein herabgesetztes sexuelles Verlangen an, wobei knapp 20 % der Amphetamin-Konsumenten ein gesteigertes sexuelles Verlangen berichteten (Bang-Ping, 2009). Es gibt zudem Hinweise darauf, dass einige Männer, die mit ihrer sexuellen Leistungsfähigkeit unzufrieden sind, versuchen, durch die Nutzung illegaler Substanzen eine Steigerung ihrer Erektionsfähigkeit bzw. ein Herauszögern des Orgasmus zu erreichen (La Pera et al., 2008; vgl. Kapitel 2.2.1).

Nikotinabhängigkeit steht ebenfalls mit Erektionsproblemen im Zusammenhang. Nikotin führt über eine Vasopressin-Ausschüttung zu einer Verengung der Blutgefäße, was sich negativ auf den Erektionsvorgang auswirken kann. Bei chronischem Langzeitkonsum können Amphetamine und Kokain zu Erektionsproblemen sowie verzögerter bzw. ausbleibender Ejakulation führen (Peugh & Belenko, 2001).

Ein in jüngerer Vergangenheit zunehmend relevanteres Phänomen ist der sogenannte Chemsex, also die Einnahme von psychoaktiven Substanzen mit dem Ziel, das sexuelle Erleben und Verhalten positiv zu beeinflussen (Giorgetti et al., 2017). Chemsex wurde zunächst vor allem als Phänomen der MSM bekannt (Maxwell, Shahmanesh & Gafos, 2019), jedoch zeigen Befragungen, dass auch heterosexuell lebende Menschen Chemsex durchführen (Lawn, Aldridge, Xia & Winstock, 2019). Nutzende verabreden sich zumeist online, um gemeinsam zu konsumieren und miteinander Sex zu haben, sodass sie spezifisch diejenigen Menschen suchen, die eigene Vorlieben teilen (Mustanski, Lyons & Garcia, 2011).

Neben dem Risiko einer Abhängigkeit kann regelmäßiger Substanzkonsum auch sexuelle Funktionsstörungen begünstigen. Psychotherapeutische Interventionen konzentrieren sich bislang vorrangig auf die Substanzabhängigkeit und vernachlässigen die sexuelle Motivation zur Teilnahme an Chemsex. So berichten ehemalige Chemsex-Teilnehmende, dass sie sich wieder an „nüchternen Sex" gewöhnen müssten und der Wunsch nach Sex ohne Substanzen gering sei. Jedoch sollte therapeutisch auch eine andere Kausalität betrachtet und erfragt werden: Ängste oder Probleme im sexuellen Bereich (z.B. sexuell nicht zu genügen oder rezeptiven Analverkehr zuzulassen) können Chemsex für Männer attraktiver erscheinen lassen. Die direkten Substanzwirkungen sind in einigen Fällen auch erwünscht, um sexuelle Funktionsstörungen zu kaschieren. So berichteten Kokain-Nutzer bei kurzfristiger, niedrigdosierter Einnahme spontane Erektionen oder Ejakulationen. Ähnliche Wirkungen werden mit Amphetaminen assoziiert. Dies begünstigt die Gefahr der Selbstmedikation (Peugh & Belenko, 2001). Darüber hinaus kann die Überwindung psychischer Barrieren (z.B., sich nicht fallen lassen zu können) ein motivationaler Faktor zur Partizipation an Chemsex sein. Aufgrund der langfristigen Substanzwirkungen – die sich häufig gegenläufig zu den kurzfristigen Wirkungen darstellen – kann Chemsex negative Auswirkungen auf die sexuelle Funktion nach sich ziehen.

1.6.7 Persönlichkeitsstörungen

Persönlichkeitsstörungen zeigen sich auch im sexuellen Bereich

Personen mit Persönlichkeitsstörungen tendieren zu unflexiblen und wenig situationsangemessenen Verhaltens- und Erlebensmustern. Sie nehmen sich selbst, ihre Umwelt und Beziehungen zu anderen Personen häufig in einer Weise wahr, die von außen schwer nachvollziehbar ist (Renneberg & Herpertz, 2021). Daher überrascht es nicht, dass sich Persönlichkeitsstörungen in besonderer Weise in intimen, partnerschaftlichen Beziehungen manifestieren. So fällt es vielen Personen mit Persönlichkeitsstörungen schwer, intime Bindungen einzugehen bzw. diese aufrechtzuerhalten. Sexualität ist ein Bereich, in dem sich Menschen persönlich ausdrücken und sehr verletzlich für Erwartungen oder Kritik anderer sind. Schwierigkeiten in interpersonellen Beziehungen können sich also im Bereich der Sexualität zeigen; z.B., wenn ein Mann mit narzisstischen Persönlichkeitszügen sehr empfindlich auf kritische Bemerkungen seiner Partnerin reagiert, es ihm schwerfällt sich empathisch in die Empfindungen der Partnerin hineinzuversetzen oder ihre Grenzen zu akzeptieren.

Auf der anderen Seite können sich selbstunsichere Persönlichkeitszüge im sexuellen Bereich dadurch bemerkbar machen, dass der Fokus ausschließlich auf die Befriedigung der Partnerin oder des Partners gelegt wird und eigene sexuelle Bedürfnisse nicht wahrgenommen oder nicht kommuniziert werden. Eine emotional-instabile Persönlichkeitsstörung vom Borderline-Typus ist u. A. durch unbeständige und unangemessen intensive zwischenmenschliche Beziehungen, Impulsivität, starke Stimmungsschwankungen, Selbstverletzungen sowie das Fehlen eines klaren Gefühls der Ich-Identität gekennzeichnet (Bohus, 2019). Viele männliche Patienten mit diesem Störungsbild leiden unter Symptomen (z. B. Dissoziation oder Drang zu Selbstverletzungen) im sexuellen Kontext (Zemishlany & Weizman, 2008).

1.6.8 Körperliche Erkrankungen

Viele körperliche Erkrankungen können auf die Entwicklung sexueller Funktionsstörungen einwirken (vgl. Kapitel 2.2): neurologische und kardiovaskuläre Erkrankungen, Adipositas, Stoffwechselerkrankungen wie Diabetes mellitus, aber auch chirurgische Eingriffe (z. B. Prostatektomie) sind mögliche Ursachen für sexuelle Schwierigkeiten bei Männern. Aus diesem Grund ist bei Aufnahme einer psychotherapeutischen Behandlung eine somatische Diagnostik durch fachärztliche Kolleg:innen in vielen Fällen empfehlenswert.

Es gibt erste Befunde, dass eine COVID-19-Erkrankung nach Genesung verschiedene Probleme wie Fatigue oder Schlafstörungen nach sich ziehen kann. Eine Fallstudie berichtet von zwei Fällen von Anorgasmie bei Männern, die eine COVID-19-Infektion hinter sich haben (Shoar et al., 2020). Ob dies ein ursächlicher Zusammenhang ist, kann zum jetzigen Zeitpunkt nicht abgeschätzt werden.

1.7 Diagnostische Verfahren und Dokumentationshilfen

Eine fundierte Diagnostik der sexuellen Funktion liefert Informationen darüber, welche Phasen der sexuellen Reaktion (vgl. Kapitel 1.1) als problematisch erlebt werden. Eine genaue Abklärung von Dauer und Häufigkeit der Symptomatik, Leidensdruck und möglichen Ursachen ermöglicht eine Einordnung der Störung in die jeweiligen Kategorien nach ICD-10, ICD-11 oder DSM-5. Ein Screening für sexuelle Probleme bei Männern (SSP-M) (vgl. Anhang, S. 97–98) kann verwendet werden, um einen Überblick darüber zu erlangen, welche sexuellen Probleme für den Patienten in den letzten sechs Monaten eine persönliche Belastung darstellten. Alternativ ermöglicht der *Kurzfragebogen zur Sexualität* eine Abklärung der DSM-5-Störungsdiagnosen (Hoyer, Klein, Schierz & Briken, 2015).

Durch den Einsatz *strukturierter Interviews* kann die Diagnostik deutlich verbessert werden. Viele in der klinischen Praxis eingesetzten strukturierten oder standardisierten Interviews beinhalten jedoch nur ein Screening für den Bereich der sexuellen Funktionsstörungen und sind daher für die Diagnosestellung ungeeignet. Eine umfangreiche strukturierte Diagnostik bietet das *Diagnostische Interview für sexuelle Funktionsstörungen nach DSM-5 und ICD-11* (DISEX; Schwesig, Velten & Hoyer, 2022). Dieses Verfahren ermöglicht zudem eine Einschätzung störungsbegleitender Faktoren und ein Schweregrad-Rating. Im Anhang dieses Buches findet sich zudem das strukturierte Interview für sexuelle Funktionsstörungen nach ICD-11 (SISF-M) (vgl. S. 99–102).

Psychometrische Fragebögen zur Verlaufskontrolle nützlich

Psychometrische Fragebögen können vor, während und nach einer Behandlung sexueller Funktionsstörungen eingesetzt werden. Sie ersetzen dabei nicht die Sexualanamnese (vgl. Kapitel 3.4), sondern dienen der Erfassung des Schweregrades der Symptomatik oder erfassen Aspekte, die mit der sexuellen Funktion im Zusammenhang stehen (Hoyer, Reitz & Frank-Noyon, 2014).

Der *International Index of Erectile Function* (IIEF) ist ein weltweit in Forschung und Praxis eingesetzter Fragebogen, der fünf Bereiche der männlichen sexuellen Funktion mit 15 Items misst. Der Schwerpunkt liegt dabei auf der erektilen Funktion. Zudem werden die Zufriedenheit mit dem Geschlechtsverkehr, Orgasmus, sexuelle Lust und generelle sexuelle Zufriedenheit erfasst (Rosen et al., 1997). Die deutsche Version des Fragebogens und eine Variante für homosexuelle Männer sind kostenfrei im Internet abrufbar. Die Sexual Distress Scale Revised (SDS-R) erfasst mit 13 Items den Leidensdruck durch sexuelle Schwierigkeiten. Ergänzend zum IIEF kann dieses Verfahren somit die kognitiven oder emotionalen Konsequenzen der sexuellen Probleme erfassen. Eine Kurzversion bestehend aus fünf Items ermöglicht eine noch zeiteffizientere Erfassung des sexuellen Leidensdrucks (Santos-Iglesias, Bergeron, Brotto, Rosen & Walker, 2020). Eine bislang noch nicht validierte deutsche Fassung dieses Fragebogens erfragt, inwiefern der Mann sich in den letzten 30 Tagen durch folgende Probleme belastet gefühlt hat: „Bekümmert wegen Ihres Sexuallebens", „Frustriert wegen Ihrer sexuellen Probleme", „Gestresst wegen Sex", „Besorgt wegen Sex", „Sexuell unzulänglich". Diese Aussagen werden auf einer fünfstufigen Skala von 0 bis 4 (niemals, selten, gelegentlich, häufig, immer) eingeschätzt. Ein Gesamtwert ab 8 auf der Kurzskala kann als Hinweis auf klinisch bedeutsame Belastung durch sexuelle Probleme gesehen werden.

2 Ätiologische Faktoren und Störungsmodelle

Die sexuelle Funktionsfähigkeit wird von einer Kombination aus biologischen, psychologischen und sozialen Einflüssen geprägt (vgl. Kapitel 2.5). Eine Übersicht über jene Faktoren, die häufig mit sexuellen Problemen einhergehen bzw. diese begünstigen, hilft, gemeinsam mit dem Patienten relevante Störungsbedingungen zu identifizieren. Während einige der im Folgenden aufgeführten Faktoren auf verschiedene Aspekte der sexuellen Funktion einwirken, also z. B. sowohl für verringertes sexuelles Verlangen als auch für Erektionsprobleme verantwortlich sein können, sind andere Faktoren spezifischer mit einzelnen Störungsbildern assoziiert. Zudem können viele der genannten Punkte sowohl störungsentstehend als auch aufrechterhaltend wirken. Dies ist jeweils im Einzelfall zu explorieren. Aus Gründen der Übersichtlichkeit werden die folgenden Punkte getrennt nach psychischen, körperlichen, partnerschaftsbezogenen und soziokulturellen Bereichen aufgeführt. Diese Darstellung soll jedoch nicht darüber hinwegtäuschen, dass viele Faktoren auf mehreren Ebenen wirksam werden.

Die ätiologische Forschung zu sexuellen Funktionsstörungen bei Männern befindet sich vielfach noch in den Kinderschuhen. Die Studienlage lässt daher nicht in jedem Fall den Schluss zu, dass die genannten Faktoren tatsächlich *ursächlich* für das Auftreten der Störungsbilder verantwortlich sind. Es handelt sich häufig um Faktoren, die im Rahmen von querschnittlichen Studien vermehrt gleichzeitig mit sexuellen Störungsbildern auftreten.

Im Anschluss werden zwei Störungsmodelle vorgestellt, die zum einen Hinweise auf das Zusammenwirken der dargestellten Faktoren liefern (vgl. Kapitel 2.5) bzw. darstellen, wie kognitive und emotionale Faktoren sexuelle Störungen aufrechterhalten (vgl. Kapitel 2.6).

2.1 Psychische Faktoren

2.1.1 Persönlichkeit

Subklinische Persönlichkeitsfaktoren haben bereits Einfluss auf die Sexualität

Persönlichkeitsfaktoren nehmen nicht nur dann Einfluss auf die Sexualität, wenn sie in extremen Ausprägungen vorliegen. In einer Bevölkerungsstudie, an der knapp 1000 Paare teilnahmen, berichteten extravertierte, gewissenhafte, emotional stabile Männer mit größerer Offenheit für neue Erfahrungen über eine bessere sexuelle Funktionsfähigkeit. Der Befund, dass gewissenhafte Männer eine bessere sexuelle Funktion aufweisen, war dabei durchaus überraschend. Die Autor:innen erklären dies so, dass gewissenhafte Personen dazu neigen, Sexualität in längeren Partnerschaften „nicht schleifen zu lassen", sondern planvoll in den Alltag zu integrieren. Darüber hinaus zeigte sich, dass auch die Persönlichkeit der Partnerinnen dieser Männer einen Einfluss auf deren sexuelle Funktionsfähigkeit nehmen kann: Männer, deren Partnerinnen extravertierter sind, hatten ebenfalls eine bessere sexuelle Funktionsfähigkeit (Velten, Brailovskaia & Margraf, 2019). Eine weitere Studie konnte zeigen, dass Männer mit sexuellen Funktionsstörungen höhere Werte im Bereich Neurotizismus (dem Gegenpol von emotionaler Stabilität) aufweisen als Männer ohne diese Störungen (Quinta Gomes & Nobre, 2011).

2.1.2 Kognitionen

Viele Männer mit sexuellen Funktionsstörungen interpretieren negative sexuelle Situationen, in denen sie z. B. keine Erektion bekommen konnten, im Sinne eines Inkompetenz-Schemas. Das bedeutet, dass sie sich in dieser Situation als machtlos, unfähig oder als Versager sehen. In diesem Sinne attribuieren viele betroffene Männer ein sexuelles Problem intern, stabil und global: Sie gehen also davon aus, dass das Problem ihre Schuld ist, sie insgesamt als Liebhaber versagen und auch in Zukunft versagen werden (Nobre & Pinto-Gouveia, 2009).

Jedoch können sich problematische Kognitionen auch ohne vorangegangene Problemsituationen entwickeln. Überzogene Leistungserwartungen („Ein guter Liebhaber kann jede Frau allein durch vaginalen Geschlechtsverkehr zum Orgasmus bringen") müssen *nicht* auf eigenen Erfahrungen fußen und wirken sich dennoch negativ auf die sexuelle Zufriedenheit von Männern aus (Pascoal, Alvarez, Pereira & Nobre, 2017).

Es erscheint nachvollziehbar, dass Personen mit sexuellen Funktionsstörungen negative Gedanken und Gefühle in Bezug auf ihr Sexualleben bzw. ihre sexuelle Funktionsfähigkeit entwickeln. Studien deuten darauf hin, dass derartige kognitive Verzerrungen den Betroffenen nur teilweise bewusst sind (Velten, Blackwell, Margraf & Woud, 2019; Zahler et al., 2021). Für die psychotherapeutische Arbeit kann dies bedeuten, dass zunächst nur ein Teil dieser Kognitionen berichtet wird und Interventionen zugänglich ist. Die Anwendung verhaltensanalytischer und kognitiver Methoden (vgl. Kapitel 3.3 und 4.4) wird empfohlen, um maladaptive Kognitionen zu identifizieren bzw. der Bearbeitung zugänglich zu machen.

2.1.3 Versagensangst

In den Anfängen der klassischen Sexualtherapie galten Versagensängste als wesentlicher Faktor für die Entstehung und Aufrechterhaltung sexueller Funktionsstörungen (Masters & Johnson, 1970). Die Überzeugung war, dass die autonome Erregung, die mit Angst verbunden ist, die sexuelle Erregung hemmt und eine sexuelle Reaktion unmöglich macht. Diese Sichtweise erwies sich jedoch als falsch: Barlow (1986) konnte nachweisen, dass Angst die sexuelle Erregung von Männern *ohne* sexuelle Probleme sogar verstärken kann. Sexuell gesunde Männer deuten demnach Zeichen autonomer Erregung (z. B. Herzklopfen) in sexuellen Situationen als sexuelle Erregung. Bei Männern, die bereits unter einer Erektionsstörung litten, sorgte Angst tatsächlich zu einer Reduktion der Erregung. Zusammengenommen werden diese Ergebnisse so interpretiert, dass es die kognitiven Aspekte der Leistungsangst (z. B. im Sinne von Sorgen über die sexuelle Funktion) sind, die dazu führen können, dass die Aufmerksamkeit nicht mehr auf sexuelle Reize oder Stimulation gerichtet wird. Diese Ablenkung kann dann eine Aufrechterhaltung sexueller Probleme zur Folge haben (vgl. Störungsmodell von Barlow in Kapitel 2.6).

Kognitive Aspekte der Leistungsangst können sexuelle Probleme aufrechterhalten

2.1.4 Sexuelle Exzitation und Inhibition

Das *Dual Control Model* (Bancroft & Janssen, 2000) besagt, dass zwei Faktoren beeinflussen, wie leicht Personen durch sexuelle Reize erregbar sind (sexuelle Exzitation) und wie leicht ihre Erregung durch Sorgen über ihre sexuelle Leistung bzw. über negative Konsequenzen des sexuellen Verhaltens gehemmt wird (sexuelle Inhibition). Männer mit sexuellen Problemen haben im Schnitt ein schwächeres sexuelles Gaspedal (niedrigere Exzitation), stimmen also Aussagen wie „Wenn ich an eine sehr attraktive Person denke, werde ich leicht erregt" weniger zu und eine stärkere sexuelle Bremse (höhere Inhibition) verbunden mit stärkerer Zustimmung zu Aussagen wie „Wenn ich einen ablenkenden Gedanken habe, verliere ich leicht meine Erektion" (Bancroft, Graham, Janssen & Sanders, 2009; Velten, 2017).

Hohe sexuelle Inhibition und geringe Exzitation können zu sexuellen Problemen führen

Beide Faktoren können mithilfe deutscher Versionen entsprechender Fragebögen erfasst werden (Sexual Inhibition Scales/Sexual Excitation Scales [SIS/SES]; Turner, Briken, Klein & Rettenberger, 2014; Sexual Excitation Sexual Inhibition Inventory for Women/Men [SESII-W/M]; Velten, Scholten & Margraf, 2018). Je nach Fragestellung können dabei Kurzverfahren mit nur 14 Items oder längere Varianten mit 30 bzw. 45 Items eingesetzt werden. Längere Fragebogen bieten die Möglichkeit, verschiedene Facetten von sexueller Exzitation und Inhibition abzubilden. Auch wenn Studien zu klinischen Grenzwerten noch ausstehen, können diese Verfahren Hinweise darauf geben, ob eine sexuelle Problematik mit einem bzw. beiden Faktoren im Zusammenhang steht. Eine Integration von sexueller Exzitation und sexueller Inhibition im Rahmen eines biopsychosozialen Störungsmodells (vgl. Kapitel 2.5) erscheint dabei besonders sinnvoll.

2.1.5 Selbstbefriedigung

Mit Selbstbefriedigung ist gemeint, sich mithilfe manueller Stimulation

- mit oder ohne technische Hilfsmittel (z. B. Vibratoren),
- mit oder ohne Nutzung von sexuellen Fantasien sowie
- mit oder ohne pornografisches Material

zum Orgasmus zu stimulieren.

In einer deutschen Studie an etwa 1000 Paaren aus der Allgemeinbevölkerung gaben nur etwa 15 % der Männer an, sich niemals selbst zu befriedigen. Je knapp ein Viertel der befragten Männer befriedigten sich ein- bis dreimal im Monat bzw. ein- bis zweimal die Woche selbst. Ältere Männer befriedigten sich seltener selbst als jüngere (Velten & Margraf, 2017). Eine Befragung von Männern mit verminderter sexueller Appetenz aus Norwegen, Portugal und Kroatien zeigte, dass sich 67 % dieser Männer mindestens einmal die Woche selbst befriedigen und davon 70 % dabei Pornos schauen.

Sexuelle Langeweile und geringe Intimität in der Partnerschaft hängen bei Männern mit häufigerer Selbstbefriedigung zusammen. Während Masturbation ein normaler und gesunder Teil der menschlichen Sexualität ist, gibt es dennoch Hinweise darauf, dass häufigere Selbstbefriedigung bei Männern mit geringerer sexueller Zufriedenheit einhergeht. Es zeigen sich interessante Geschlechterunterschiede: Während bei Frauen häufigerer Sex auch mit häufigerer Selbstbefriedigung einhergeht, verhalten sich Paarsexualität und Masturbation bei Männern komplementär. Die Anzahl der Orgasmen über die Zeit hinweg ist bei Männern auf individuellem Niveau recht stabil, unabhängig davon, wie diese erreicht werden.

Erektionsstörungen und verzögerte Ejakulation können auf verschiedene Weise mit Selbstbefriedigung zusammenhängen. Zum einen kann häufige Masturbation den Ejakulationsdruck senken und es dem Mann erschweren, beim Sex mit der Partnerin oder dem Partner eine Erektion zu erreichen oder zum Orgasmus zu kommen. Dies ist vor allem dann möglich, wenn älter werdende Männer die Häufigkeit ihrer Selbstbefriedigung nicht ihrer sich verändernden sexuellen Funktionsfähigkeit anpassen.

Häufiger kommt es vor, dass ein „idiosynkratischer Masturbationsstil" angewendet wird, der nicht ohne weiteres auf die Paarsexualität übertragen werden kann. Die bei der Selbstbefriedigung bevorzugt angewendete Technik (z. B. in Bezug auf Druck, Position, Geschwindigkeit oder Dauer), kann in diesen Fällen nicht einfach durch Oral-, Vaginal- oder Analverkehr erreicht werden. Darüber hinaus kommt es zu Schwierigkeiten, wenn Männer bestimmte Vorstellungen oder Fantasien bei der Selbstbefriedigung nutzen, die sie nicht in die Paarsexualität übertragen können oder wollen. So haben manche Männer Vorlieben für optische Merkmale (z. B. bestimmte Körperformen), Sexpositionen oder Interaktionsmerkmale (z. B. submissives oder dominantes Verhalten), die beim Sex mit der Partnerin oder dem Partner nicht ohne Weiteres offen kommuniziert bzw. umgesetzt werden. Zum Beispiel kann es für einen Mann schwierig sein, seine Wünsche nach einer sexuell dominanten Partnerin auszudrücken, wenn er den gesellschaftlichen Normen entsprechend annimmt, dass er selbst die sexuelle Initiative ergreifen müsse. Für all diese Aspekte gilt, dass sie sich vor allem dann negativ auf die sexuelle Funktion von Männern auswirken, wenn keine offene und an persönlichen Bedürfnissen orientierte Kommunikation zwischen den Partnern stattfindet (Perelman, 2020; vgl. Kapitel 2.3.2 und 4.5.2).

2.1.6 Körperbild

Besonders relevant sind die Auswirkungen eines negativen Körperbilds

Als Körperbild werden die Einstellung und affektive Haltung gegenüber dem eigenen Körper bezeichnet. Dabei ist das Körperbild nicht konstant, sondern kann sich in verschiedenen Situationen unterscheiden. Besonders relevant sind daher die Auswirkungen eines negativen Körperbildes in Situationen, in denen der Körper eine große Rolle spielt, weil er z. B. für andere klar sichtbar und der Bewertung zugänglich ist. Dies trifft auf sexuelle Begegnungen in besonderer Weise zu, in denen der Körper – meist unbekleidet – den intensiven Blicken einer anderen Person ausgesetzt ist. Männer, die angeben, sich beim Sex für ihren Körper zu schämen und unwohl zu fühlen, leiden mit höherer Wahrscheinlichkeit an sexuellen Funktionsstörungen (Milhausen, Buchholz, Opperman & Benson, 2015).

Small Penis Syndrome kann sexuelle Funktionsfähigkeit reduzieren

Dies gilt in besonderem Maße für das genitale Körperbild: Männer, die ihren Penis zu klein oder unansehnlich finden, leiden häufiger unter Erektionsstörungen und verzögerter Ejakulation. Entsprechend dem Störungsmodell von Barlow (vgl. Kapitel 2.6) werden diese Männer durch Sorgen über ihren Penis abgelenkt und können sich weniger effektiv auf sexuelle Reize konzentrieren (Wyatt & de Jong, 2020). In extremer Ausprägung wird dieses Problem als *Small Penis Syndrome* bezeichnet. Von diesem Syndrom spricht man, wenn Männer mit durchschnittlich großem Penis unter der Überzeugung leiden, ihr Penis sei zu klein.

Abzugrenzen sind dabei Betroffene mit einem weit unterdurchschnittlich kleinen Penis, einem sogenannten Mikropenis. Viele Männer mit Small Penis Syndrome berichten von einem Beginn der Sorgen in Kindheit oder Jugend. Sie fühlen sich im Alltag und besonders beim Ausleben der Sexualität beeinträchtigt und versuchen zu verhindern, dass eine Partnerin oder ein Partner den (unerigierten) Penis zu Gesicht bekommt (Wylie & Eardley, 2007). Neben Informationen über durchschnittliche Penisgrößen (vgl. Kapitel 4.2.2) können auch kognitive Interventionen (vgl. Kapitel 4.4) für diese Problematik angewendet werden.

2.2 Körperliche Faktoren

Eine Vielzahl körperlich-medizinischer Faktoren kann die sexuelle Funktionsfähigkeit von Männern beeinträchtigen. Die fehlende Berücksichtigung biologischer Faktoren in der Psychotherapie führt im ungünstigen Fall dazu, dass Interventionen ins Leere laufen und erwartete Verbesserungen der sexuellen Funktion ausbleiben. Ein wichtiger Einflussfaktor für die sexuelle Funktion von Männern ist das Alter. Ab etwa 30 Jahren steigt die Wahrscheinlichkeit für Erektionsprobleme an und erhöht sich vor allem ab dem 60. Lebensjahr deutlich (Briken et al., 2020). Befragungen zeigen, dass die sexuelle Funktionsfähigkeit von Männern ab einem Alter von 45 Jahren abnimmt (Polland et al., 2018). Genetische bzw. neurobiologische Faktoren spielen ebenfalls eine wichtige Rolle, da sie auf verschiedenen Phasen der sexuellen Reaktion einwirken und z.B. beeinflussen, wie leicht eine Erektion oder ein Samenerguss ausgelöst werden können (Montorsi et al., 2010).

2.2.1 Lebensstil und Gesundheit

Der Konsum von Alkohol und Nikotin kann sich negativ auf die sexuelle Funktion auswirken (vgl. auch Kapitel 1.6.6). Verschiedene legale und illegale Substanzen haben – abhängig von Menge und Dauer des Konsums – unterschiedliche Effekte auf die sexuelle Funktionsfähigkeit. Während viele Menschen überzeugt sind, dass „ein paar Drinks" ihre sozialen Hemmungen reduzieren und dadurch z.B. das Kennenlernen oder Flirten erleichtern würden, kann gemäßigter Alkoholkonsum bereits das Erreichen des Höhepunktes erschweren oder verhindern. Langfristig-chronischer Alkoholkonsum im Sinne einer Alkoholabhängigkeit erhöht die Wahrscheinlichkeit für Erektionsstörungen um das 3-Fache. Eine ausgewogene Ernährung sowie regelmäßiger Sport wirken sich positiv auf die sexuelle Funktionsfähigkeit aus.

Alkoholabhängigkeit erhöht das Risiko der Erektionsstörung um das 3-Fache

2.2.2 Onkologische Erkrankungen

Das Prostatakarzinom ist die häufigste Krebserkrankung bei Männern in Deutschland. Die Erkrankung tritt vor allem ab dem fünften Lebensjahrzehnt auf und ist umso besser behandelbar, je früher sie diagnostiziert wird (Heim & Schwerte, 2006). Die operative Behandlung kann jedoch oftmals Erektionsstörungen als Nebenwirkung mit sich bringen, vor allem wenn eine radikale Prostatektomie vorgenommen wird. In diesen Fällen sollte der Patient frühzeitig darüber informiert werden, dass durch rein psychologische Interventionen eine Erektion nicht erreicht werden kann. Ziele der Psychotherapie von Erektionsstörungen nach radikaler Prostatektomie sollten der Aufbau eines alternativen sexuellen Verhaltensrepertoires zur Penetration sein, z.B. in Form von manueller oder oraler Stimulation. Bei einigen Männern kann der Verlust der Erektion auch eine Selbstwertproblematik nach sich ziehen, weshalb in diesen Fällen eine psychotherapeutische Arbeit am Selbstwert ebenfalls sinnvoll erscheint. Gleichzeitig sollte anamnestisch erfasst werden, ob eine Harninkontinenz vorliegt, zu der es bei der Behandlung von Prostatakarzinomen ebenfalls kommen kann. Ein mit Inkontinenz assoziiertes Schamerleben kann das sexuelle Verlangen des Mannes verringern (Salonia et al., 2017a, 2017b).

Die Entfernung der Prostata kann sexuelle Probleme und infolge auch Selbstwertprobleme nach sich ziehen

Sexuelle Funktionsstörungen können ebenfalls bei Hodenkarzinomen auftreten. Hodenkarzinome sind die häufigste Krebsart bei Männern im Alter zwischen 20 und 40 Jahren. Obgleich nach der Entfernung eines Hodens in der Regel ein verbleibender, gesunder Hoden zur Produktion von Spermien und Testosteron ausreicht, sollte bei einer Testosteronkonzentration unter Normbereich dieses substituiert werden. Auch wenn in vielen Fällen die Spermien- sowie Testosteronkonzentration nicht beeinträchtigt sind, können Einbußen im (sexuellen) Selbstwert die Folge sein, welche im Rahmen einer psychologischen Behandlung thematisiert werden sollten.

2.2.3 Hormone

Männern mit sexuellen Problemen kann eine Überprüfung der Testosteronwerte empfohlen werden

Testosteron spielt eine wichtige Rolle in der sexuellen Erregung und Appetenz. Das zeigt sich nicht zuletzt bei androgendeprivativen Therapien, die zu einer Reduzierung des sexuellen Verlangens und zum Auftreten von sexuellen Schwierigkeiten führen. Mit zunehmendem Lebensalter ist eine höhere Testosteronkonzentration notwendig, um eine „normale" sexuelle Funktion zu erleben. Ein Klimakterium analog zur Menopause existiert zwar nicht, in manchen Fällen kann es jedoch zu einem sogenannten Altershypogonadismus mit sexuellen Schwierigkeiten kommen (Rolf, Zitzmann & Nieschlag, 2009). Eine ärztliche Abklärung bei Männern bei entsprechender Symptomatik kann daher empfohlen werden (Gratzke et al., 2010).

2.2.4 Beckenboden

Ein Training der Beckenbodenmuskulatur kann sich auch bei Männern positiv auswirken

Probleme mit der Beckenbodenmuskulatur können bei Männern ebenso zu sexuellen Funktionsstörungen führen wie bei Frauen; auch wenn dies bislang weniger in der klinischen Praxis Berücksichtigung findet. Da die Beckenbodenmuskulatur sowohl bei Erektion als auch bei der Ejakulation involviert ist, sind verschiedene Auswirkungen auf die sexuelle Funktion möglich (z.B. Erektionsprobleme, frühe oder auch verzögerte Ejakulation; Cohen, Gonzalez & Goldstein, 2016). Als chronische Prostatitis bzw. chronisches Beckenschmerzsyndrom bezeichnet man ein Syndrom unklarer Genese, welches durch chronische Beckenschmerzen und häufig auch durch Miktionsbeschwerden ohne Nachweis einer Harnwegsinfektion gekennzeichnet ist. Dieses Syndrom geht häufig mit sexuellen Schwierigkeiten einher. Übungen, bei denen die Beckenbodenmuskulatur durch gezieltes An- und Entspannen trainiert wird, können die sexuelle Funktion bei Männern mit verschiedenen Störungsbildern positiv beeinflussen (vgl. Kapitel 4.3.2).

2.2.5 Weitere körperliche Faktoren

Herz-Kreislauf-Erkrankungen können Versagensangst bei Männern begünstigen. Im klinischen Kontext stellen sich immer wieder Männer vor, die nach einem Herzinfarkt Angst vor erneuten kardiovaskulären Belastungen beim Sex haben und deshalb sexuelle Aktivitäten vermeiden. Hierbei hilft oftmals bereits eine Sexualberatung: Sex gilt als risikoarmes Kardiotraining, weshalb in der Mehrzahl der Fälle die Angst vor einem erneuten Herzinfarkt unberechtigt ist. Häufig bei Herz-Kreislauf-Erkrankungen (z. B. Bluthochdruck) eingesetzte Medikamente, wie Betablocker oder Alpha-1-Blocker, können ebenfalls zu Erektionsproblemen führen.

Zahlreiche somatische Faktoren können die sexuelle Funktion negativ beeinflussen

Auch andere körperliche Faktoren können die sexuelle Funktion ungünstig beeinflussen. So ist an Scham oder einen vermeintlichen Verlust der Attraktivität bei Erkrankungen der Haut (z. B. Neurodermitis) oder Adipositas zu denken. Diese Erkrankungen bzw. damit assoziierte negative Bewertungen des eigenen Körpers können zur Vermeidung von sexuellem Verhalten führen. Erkrankungen des Nervensystems wie Multiple Sklerose oder Morbus Parkinson können die Nervenbahnen schädigen und die Bewegungsfähigkeit einschränken. Bewegungseinschränkungen oder Schmerzen bei bestimmten sexuellen Stellungen sind ebenfalls bei Rücken- oder Bandscheibenproblemen denkbar. Schmerzen bei der Erektion oder Erektionsprobleme können zudem auch bei Leistenhernien auftreten. Daher ist es sinnvoll, vor Vergabe der Diagnose einer sexuellen Funktionsstörung und vor psychotherapeutischen Interventionen einen somatischen Befund einzuholen, sodass mit den Patienten realistische Ziele besprochen werden können.

2.3 Partnerschaft

Sexuelle Störungen treten in vielen Fällen nicht bei der Selbstbefriedigung, sondern vor allem beim Sex mit einer Partnerin oder einem Partner zutage und können von vielfältigen interpersonellen Faktoren beeinflusst werden. Dabei ist der Begriff Partnerschaft nicht auf monogame Zweierbeziehungen begrenzt. Auch bei sexuell aktiven Singles oder Männern in anderen Beziehungsformen (z. B. offene Beziehungen, *friends with benefits*) spielen partnerschaftsbezogene Faktoren eine Rolle. So zögern betroffene Männer, eine Beziehung einzugehen, da sie ein (Wieder-)Auftreten sexueller Beschwerden befürchten. Oder sie fühlen sich in besonderem Maße gehemmt, Aspekte ihrer Sexualität so zu kommunizieren, dass für beide befriedigender Sex möglich wird.

Vor allem im Kontext langjähriger Partnerschaften ergeben sich eine Reihe typischer Wechselwirkungen zwischen sexuellen und anderen Beziehungsaspekten. Das Erleben sexueller Störungen auf Seiten des Mannes kann bei ihm selbst zu Gefühlen von Scham und Schuld oder zu Frustration und Ärger führen. Zieht sich der Mann dann zurück und teilt diese Emotionen nicht mit, wirkt sich dies negativ auf andere Bereiche der Partnerschaft aus. Auf Seiten der Partnerin bzw. des Partners kann das sexuelle Problem (z. B. das Ausbleiben der Erektion) zu Selbstzweifeln führen oder ebenfalls Frustration auslösen, weil die Verantwortung für die eigene sexuelle Befriedigung beim Mann gesehen wird. Offene und an eigenen Bedürfnissen orientierte Kommunikation über die mit dem sexuellen Problem verbundenen Gefühle und Gedanken (z. B. „Ich bin schuld, dass mein Partner keine Erektion bekommt") ist essenziell, damit sexuelle Störungen andere Bereiche der Partnerschaft nicht „vergiften".

Auf der anderen Seite wirken sich Partnerschaftskonflikte negativ auf die sexuelle Funktion aus. Wenn Vertrauen in die Partnerin oder den Partner fehlt, kann dies die Fähigkeit beeinträchtigen, sich beim Sex fallen zu lassen. Die Bereitschaft, dem

Gegenüber sexuell „etwas Gutes zu tun", wird in Mitleidenschaft gezogen, wenn sich die Person in anderen Lebensbereichen vernachlässigt oder übergangen fühlt.

Obwohl Sexualität und andere Bereiche der Partnerschaft in Wechselwirkungen stehen, kann es durchaus sein, dass sexuelle Störungen in ansonsten glücklichen Beziehungen auftreten. Im therapeutischen Gespräch sollte daher die Partnerschaft in Form eines geleiteten Entdeckens exploriert werden. Da sexuelle Störungen jedoch auch in intakten Partnerschaften auftreten, empfiehlt es sich nicht, die Ursache trotz Widerspruch vom Patienten oder Paar im interpersonellen Bereich zu verorten.

Sexuelle Störungen auch in glücklichen Partnerschaften möglich

Zur Erfassung von Partnerschaftsvariablen können Selbstberichtsfragebögen, wie der Partnerschaftsfragebogen, ergänzend eingesetzt werden. Mithilfe von 31 Items ermöglicht dieses Instrument eine Einschätzung der Partnerschaftszufriedenheit mit den Facetten Streitverhalten, Zärtlichkeit und Gemeinsamkeit/Kommunikation. Darüber hinaus kann die Problemliste (23 Items) dazu dienen, wesentliche partnerschaftliche Konfliktbereiche zu identifizieren (Kliem et al., 2012). Mithilfe einer besonderen Version der Problemliste können zudem die Angaben von zwei Partner:innen zusammengefasst beurteilt werden.

2.3.1 Unterschiede im sexuellen Verlangen

Während partnerschaftliche Beziehungen zu Beginn oft durch große sexuelle Lust und Leidenschaft geprägt sind, lässt das sexuelle Verlangen aufeinander im Verlaufe von Partnerschaften in der Regel nach.

Sexuelles Verlangen nimmt mit Beziehungsdauer ab

Dabei gibt es Hinweise darauf, dass die sexuelle Lust bei Frauen stärker nachlässt als bei Männern. Als Ursachen für das nachlassende Verlangen wird z. B. eine zunehmende Vertrautheit, die auch in Berechenbarkeit und Langeweile in Bezug auf sexuelle Interaktionen münden kann, berichtet (Sims & Meana, 2010). Da die umgekehrte Konstellation, bei der ein Mann weniger sexuelles Verlangen spürt als seine Partnerin, vermeintlich seltener ist, ist diese Situation für Paare besonders belastend: Die Partnerin sieht in diesen Fällen oft die Schuld bei sich und der Mann interpretiert das Fehlen der sexuellen Lust als Zeichen fehlender Männlichkeit oder einer zum Scheitern verurteilten Partnerschaft (vgl. Kapitel 2.4.2).

In vielen Fällen erleben Paare Unterschiede in sexuellem Verlangen als große Bewährungsprobe. Ungünstige Kommunikationsmuster führen dann dazu, dass sich eine Person unter Druck gesetzt fühlt, während sich die andere Person zurückgewiesen, abgelehnt und sexuell zunehmend frustriert erlebt.

2.3.2 Sexuelle Kommunikation

In einer Partnerschaft über sexuelle Wünsche und Vorlieben zu sprechen ist förderlich für ein erfülltes Sexualleben, unabhängig davon, ob sexuelle Störungen vorliegen oder nicht. Offene, an eigenen Bedürfnissen orientierte und vorwurfsfreie Kommunikation wirkt dabei als Schutzfaktor gegen sexuelle Funktionsstörungen, weil eine

Sexuelle Kommunikation ist ein Schutzfaktor gegen sexuelle Funktionsstörungen

große Chance besteht, aufkommende Schwierigkeiten zu bewältigen, bevor dysfunktionale Bewältigungsstrategien, wie Vermeidung, für eine Verfestigung des Problems sorgen. Sexuelle Kommunikation beinhaltet dabei sowohl das Sprechen über sexuelle Vorlieben (z. B. Stellungen und Praktiken, „Dos und Don'ts") sowie verbale oder nonverbale Kommunikation während der sexuellen Begegnung. Viele Männer mit sexuellen Schwierigkeiten befürchten, ihre Partnerin oder ihren Partner zu verletzen, wenn sie offen ansprechen, was sie sich sexuell wünschen. Oder sie schämen sich, eigene Schwierigkeiten zu offenbaren und ziehen sich deswegen zunächst aus dem Gespräch und dann womöglich auch aus der Intimität zurück. Im Rahmen einer psychologischen Behandlung sexueller Funktionsstörungen sollte daher sexuelle Kommunikation exploriert und im Therapieverlauf als Ressource genutzt bzw. gezielt gefördert werden (vgl. Kapitel 4.5.2).

2.3.3 Partnerschaftsprobleme

Konflikte in der Partnerschaft wirken sich oftmals negativ auf die sexuelle Zufriedenheit aus. Auch wenn manche Paare berichten, die Energie aus Streitigkeiten in sexuelle Energie und leidenschaftlichen Sex umwandeln zu können, ist dies die Ausnahme. Gerade längerfristige partnerschaftliche Probleme führen eher dazu, dass sich zumindest eine Person sexuell zurückzieht und körperliche Nähe und Intimität aus Kränkung oder Groll gemieden werden. Der Zusammenhang zwischen partnerschaftlicher und sexueller Zufriedenheit bezieht sich daher nicht nur auf offen ausgetragene Streitigkeiten. Auch unausgesprochene Unzufriedenheit mit z. B. der partnerschaftlichen Rollenverteilung können sich dämpfend auf die sexuelle Lust auswirken (Byers, 2011; Davison, Bell, LaChina, Holden & Davis, 2009).

2.4 Soziokulturelle Faktoren

Männer sind vielfältigen und oft widersprüchlichen Aussagen darüber ausgesetzt, wie sie sexuell agieren sollen. Diese gesellschaftlichen Botschaften werden im Laufe der Entwicklung internalisiert und in sexuellen Drehbüchern oder Skripten abgebildet. Sexuelle Skripte bieten Orientierung und geben Hinweise darauf, wie sexuelle Interaktionen abzulaufen haben. Obgleich jede Kultur (und Subkultur) spezifische sexuelle Skripte propagiert, finden sich doch eine Reihe kulturübergreifender Gemeinsamkeiten: Als basalste Fähigkeiten, die Männer haben sollen, gelten das Bekommen einer Erektion, das Penetrieren und das Ejakulieren. Kulturell abhängige Skripte in Bezug auf Männlichkeit und männliches Verhalten sind in der westeuropäischen Kultur, dass Männer keine platonisch-körperliche Zuneigung zeigen dürfen. Dies ist in anderen Kulturen oft gang und gäbe. Sexuell-körperliche Zuneigung unter Männern wird transkulturell negativ verstärkt, so gilt oftmals der gleichgeschlechtlich orientierte Mann als weniger männlich und bestimmte sexuelle Verhaltensweisen werden als *effeminiert* oder *homosexuell* eingestuft. Den psychotherapeutisch tätigen Kolleg:innen empfehlen wir, eigene Sexualskript-Stereotype im Hinblick auf Kultur oder sexuelle Orientierung zu reflektieren und zu hinterfragen.

Psychotherapeut:innen sollten eigene Sexualskript-Stereotype hinterfragen

2.4.1 Männlichkeitsmythos

Gesellschaftlich verbreitete Narrative besagen, dass Männer keine Schwäche zeigen, nur bestimmte Emotionen offen ausleben oder sich nicht schminken bzw. zu sehr pflegen dürfen. Bezogen auf Sexualität beinhaltet dieser Mythos, dass Erektionen und die aktive Penetration männlich und folglich erstrebenswert seien. Patienten, die diese Vorstellung von Männlichkeit internalisiert haben, fühlen sich beim Auftreten sexueller Funktionsstörungen oftmals unmännlich. Ein dysfunktionaler Umgang mit diesem Unzulänglichkeitsempfinden wird begünstigt, wenn Männer davon ausgehen, nur Freude und Wut als Emotionen zeigen zu dürfen. Trauer, Scham und Angst gelten als Schwäche und somit als Emotionen, die nicht zugelassen werden sollten. Dies kann in manchen Fällen die Psychotherapie erschweren. In anderen Fällen kann Psychotherapie genau den Raum bieten, in dem das Verbalisieren von Emotionen zugelassen wird.

2.4.2 Sex als penetrativer Geschlechtsverkehr

Sex mit (vaginaler oder analer) Penetration gleichzusetzen ist einer der häufigsten sexuellen Mythen. In diesem Mythos schwingt mit, dass der Mann eine Erektion haben müsse, weil sonst kein Sex möglich sei. Diese Annahme kann eine gesunde sexuelle Vielfalt einschränken und sexuelle Störungen begünstigen. Viele Männer gehen – oft ohne Rücksprache mit der Partnerin bzw. dem Partner – davon aus, dass diese:r die Penetration vermisse bzw. darauf bestehe. Im Rahmen von Paargesprächen wird diese Annahme jedoch häufig nicht bestätigt: Partnerinnen beklagen selten eine fehlende Penetration, sondern vielmehr die in die Vermeidungsstrategie eingebettete ausbleibende körperliche Nähe und Zärtlichkeit. Problematisch ist dieser Mythos zudem, wenn durch den Fokus auf die Penetration eine Partnerin keine für sie passende klitorale Stimulation erfährt und aus diesem Grund nicht oder nur selten zum Höhepunkt kommt. Dieses sexuelle Skript scheint bei MSM etwas flexibler zu sein als bei gegengeschlechtlich orientierten Männern mit heterosexuellem Verhalten: Bei MSM scheint eher eine Wahrnehmung zu bestehen, dass beim Sex auch andere Verhaltensweisen, z. B. Oralverkehr, ausgeübt werden können, um den Höhepunkt zu erreichen.

Verstärkt wird dieser sexuelle Mythos durch eine zweite, weit verbreitete Fehlannahme: Sex müsse mit dem Orgasmus enden. Manche Menschen hören zum ersten Mal in einer Sexualberatung oder Sexualtherapie, dass Sex auch ohne Höhepunkt erstrebenswert oder angenehm sein kann. Weitere sexuelle Mythen sind u. a. „Sex muss spontan sein" oder „Man darf niemand anderen als eigene Partner:innen begehrenswert finden".

Fallbeispiel 1: Herr A. (Forts.)

Bei Herrn A. zeigten sich sowohl der Männlichkeitsmythos als auch der Mythos, dass Sex gleichzusetzen sei mit penetrativem Geschlechtsverkehr, als stark ausgeprägt. In der Sexualanamnese berichtete Herr A., er habe mit seiner Partnerin die Absprache getroffen, dass er in Vollzeit arbeite, weil er das höhere Gehalt verdiene, und seine Partnerin in Teilzeit arbeite, dafür aber mehr Arbeit im Haushalt erledige. Diese Absprache sei stimmig in seinem Weltbild. Er sei der „Brötchenverdiener". Als Mann sei er aber auch der Fels in der Brandung für seine Partnerin und biete seine Schulter zum Anlehnen an. Im Verlauf der Exploration äußert Herr A., dass es „auch mal ganz schön wäre, wenn [er] eine Schulter zum Anlehnen angeboten" bekäme. Dies habe er seiner Partnerin bisher nicht mitgeteilt, aus Angst, unmännlich zu wirken.

Ziel der Psychotherapie sei für Herrn A., „wieder zu funktionieren". Er wolle penetrativen Vaginalverkehr ausführen können und seiner „Frau einen Orgasmus verschaffen!" Er sei überzeugt, dass seine Partnerin die Penetration vermisse. In einer Sitzung unter Einbezug der Partnerin meldete diese ihm zurück, dass ihr nicht die Penetration, sondern die körperliche Zärtlichkeit fehle. Sex sei für sie mehr als Penetration. Hierauf reagierte Herr A. sichtlich überrascht und zeigte sich bereit, Alternativen zur Penetration auszuprobieren.

2.5 Biopsychosoziales Störungsmodell sexueller Funktionsstörungen

Biopsychosoziales Modell hilft, Ätiologie eines sexuellen Problems systematisch darzustellen

Anhand des biopsychosozialen Störungsmodells wird verdeutlicht, welche Risikofaktoren beim betroffenen Mann zusammenwirken und das sexuelle Problem begünstigen (vgl. Abbildung 2). Dieses Modell kann zu Beginn der Behandlung eingesetzt werden, um dem Patienten die multifaktorielle Ätiologie seiner sexuellen Störung zu erklären und Ansatzpunkte für therapeutische Interventionen (z.B. im Bereich der Partnerschaft) zu identifizieren.

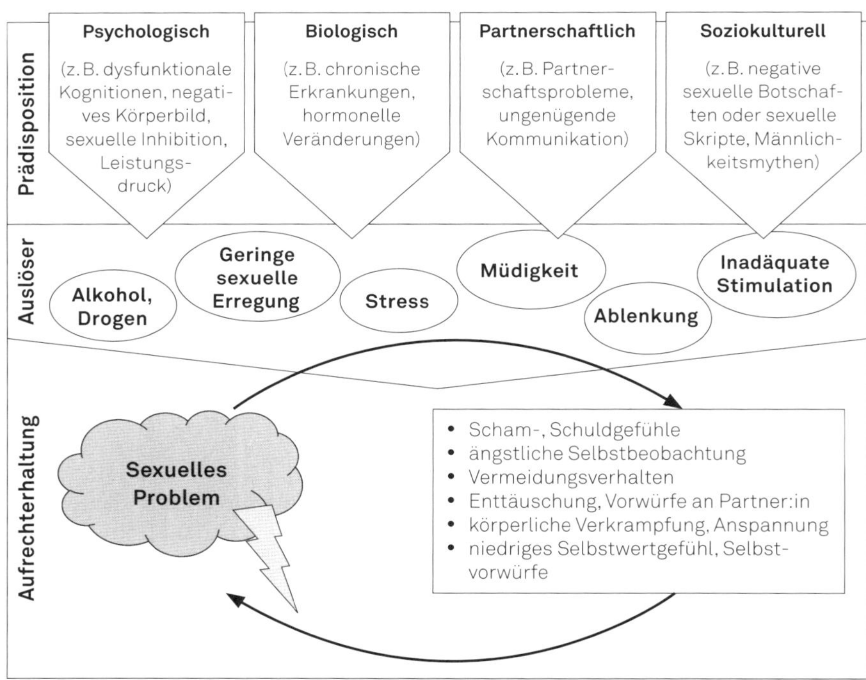

Abbildung 2: Biopsychosoziales Störungsmodell (nach Velten, 2018)

Studien, die eine Differenzierung von prädisponierenden, auslösenden und aufrechterhaltenden Faktoren sexueller Störungen ermöglichen, sind Mangelware, und zwar bei Männern wie bei Frauen (Velten, 2018). Aus diesem Grund ist eine sorgfältige Diagnostik und eine fundierte Sexualanamnese nötig, um herauszufinden, welchen Anteil körperliche, psychische, partnerschaftsbezogene und soziokulturelle Faktoren an dem jeweiligen Störungsbild nehmen. Alle genannten Faktoren können im Falle von sexuellen Funktionsstörungen sowohl störungsentstehend als auch aufrechterhaltend wirken.

Prädisponierende Faktoren können direkt zu sexuellen Problemen führen

Wenn sexuelle Störungen nach einer Zeit des relativ normalen sexuellen Funktionierens auftreten, kann es sinnvoll sein, *auslösende Faktoren* zu identifizieren. Bei einem plötzlichen Beginn können die Umstände einer sexuellen Situation für das erstmalige Auftreten verantwortlich sein (z. B. Alkoholkonsum, Müdigkeit, Ablenkungen). Alternativ müssen neu aufgetretene körperliche oder psychische Probleme sowie eine neue Partnerschaft als Auslöser in Betracht gezogen werden. Schleichen sich Störungen nach und nach ein, sollten Veränderungen in der Partnerschaft (z. B. Konflikte, Zusammenziehen, Familienplanung) oder sonstige Belastungsfaktoren (z. B. beruflicher Stress) in Erwägung gezogen werden. Bei lebenslang andauernden Störungsbildern können prädisponierende Faktoren auch direkt zu sexuellen Problemen führen. So geht man z. B. davon aus, dass genetische bzw. neurobiologische Faktoren wesentliche Ursachen für lebenslangen vorzeitigen Samenerguss darstellen (Montorsi et al., 2010).

Vermeidungsverhalten ist ein wesentlicher aufrechterhaltender Faktor für sexuelle Störungen. Die Vermeidung kann sich dabei auf sexuelles Verhalten in Gänze, Paarsexualität oder auch bestimmte sexuelle Aktivitäten beziehen (z. B. Vermeidung, am Penis berührt zu werden, um vorzeitige Ejakulation zu verhindern). Negative bzw. wenig verständnisvolle Reaktionen einer Partnerin oder eines Partners verstärken das Problem und begünstigen Scham- und Schuldgefühle sowie Leistungsdruck.

Zusammen mit dem Patienten werden emotionale, kognitive, aber auch partnerschaftsbezogene Faktoren erarbeitet, die die Aufrechterhaltung des jeweiligen Problems erklären. Um einen detaillierten Einblick in die aufrechterhaltenden Mechanismen des sexuellen Problems zu erlangen, können verhaltensanalytische Methoden (vgl. Kapitel 3.3) genutzt werden. Entscheidend für die Akzeptanz des Störungsmodells ist, dass die jeweiligen Faktoren anhand der Sexualanamnese individuell für jeden Patienten erarbeitet werden. Gerade bei Personen mit einem somatisch orientierten Krankheitsverständnis bietet das Modell Raum, neben körperlichen Störungsursachen auch psychische bzw. interpersonelle Faktoren einzuführen.

2.6 Emotional-kognitives Störungsmodell sexueller Funktionsstörungen

Vergleichbar mit anderen psychischen Störungen sind ursächliche Faktoren nicht zwangsläufig für die Aufrechterhaltung oder gar Chronifizierung eines Störungsbildes verantwortlich. Tritt ein sexuelles Problem in Erscheinung gehen betroffene Männer und Paare ganz unterschiedlich damit um. Ein angemessener bzw. konstruktiver Umgang kann dazu führen, dass das Problem schnell wieder verschwindet oder das Paar ein befriedigendes Sexualleben „um das Problem herum" gestalten kann. Die Männer bzw. Paare denen dies gelingt, wünschen und benötigen meist keine sexualtherapeutische Behandlung.

Emotional-kognitives Modell zur Vorbereitung kognitiver Interventionen nützlich

Das emotional-kognitive Modell, welches auf Barlow (1986) zurückgeht, beschreibt die Wechselwirkungen zwischen kognitiven, emotionalen, körperlichen und verhaltensbezogenen Faktoren, die zur Aufrechterhaltung eines sexuellen Problems beitragen. Durch den Fokus auf innerpsychische, aufrechterhaltende Faktoren kann dieses Modell im Rahmen der Psychotherapie sexueller Funktionsstörungen als Ergänzung zum biopsychosozialen Störungsmodell (vgl. Kapitel 2.5) und zur Vorbereitung psychotherapeutischer und speziell kognitiver Interventionen genutzt werden.

Obwohl dieses Störungsmodell im Hinblick auf Erektionsstörungen entwickelt wurde, kann es auch bei anderen sexuellen Funktionsstörungen angewendet werden. Während im ursprünglichen Modell aus dem Jahr 1986 die verschiedenen Faktoren sequenziell darstellt sind, schließen aktuellere Darstellungen Wechselwirkungen und Rückkopplungen zwischen den Elementen des Modells ein (Wiegel, Scepkowski & Barlow, 2005). Ausgangspunkt des Modells ist eine Situation, in der sich ein Mann mit expliziten oder impliziten sexuellen Leistungsanforderungen konfrontiert sieht (vgl. Abbildung 3).

Eine explizite Anforderung wäre z. B. die Äußerung einer Partnerin „Ich möchte mit dir schlafen". Implizite Anforderungen werden hingegen nicht direkt verbalisiert, sondern können z. B. aus einem verführerischen Blick oder einem intensiven Kuss bestehen. Diese Zeichen werden vom Mann als sexuelle Annäherung aufgefasst.

Nun kann es sein, dass eine solche Situation bereits negative Emotionen, wie Angst, Hilflosigkeit oder ein Gefühl des Kontrollverlustes auslöst. Gerade wenn zuvor sexuelle Schwierigkeiten aufgetreten sind, ist dies wahrscheinlich. Zu Beginn der sexuel-

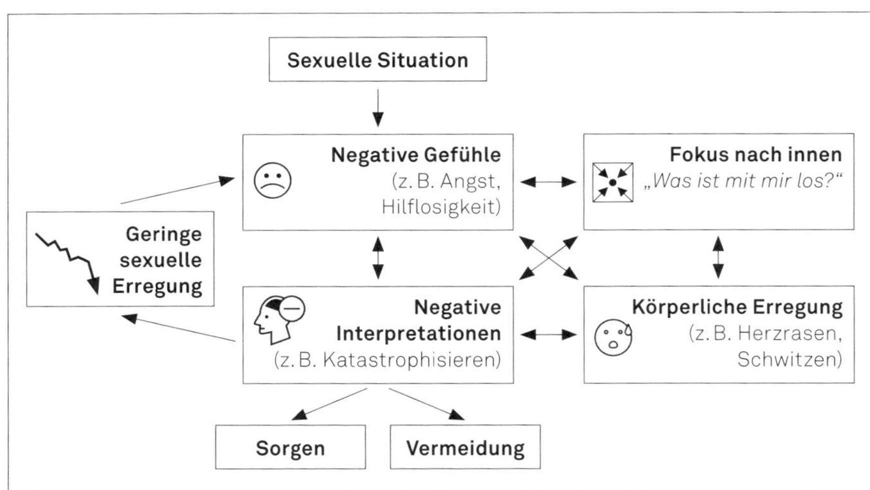

Abbildung 3: Emotional-kognitives Modell sexueller Funktionsstörungen (in Anlehnung an Wiegel, Scepkowski & Barlow, 2005)

len Begegnung verlagert der Mann nun seine Aufmerksamkeit weg von den sexuellen Reizen, hin nach innen und fokussiert sich auf mögliche Zeichen eines sexuellen Problems (also z. B. auf ein Ausbleiben oder Nachlassen seiner Erektion). Dieser Fokus nach innen ist dabei nicht als ein Nachspüren sexueller Empfindungen zu verstehen, sondern dient der Selbstbeobachtung und dem Auffinden möglicher Probleme.

Bemerkt der Mann Hinweise auf ein sexuelles Problem, interpretiert er dies als gefährlich bzw. bedrohlich. Der Körper zeigt eine Kampf-oder-Flucht-Reaktion und der Mann spürt möglicherweise einen erhöhten Herzschlag oder Schwitzen. Diese Körpersymptome verstärken negative Emotionen und werden dysfunktional attribuiert. Der Mann erklärt sich die sexuelle Schwierigkeit damit, dass er ein Versager im Bett ist. Er beginnt vielleicht zu katastrophisieren und stellt sich vor, dass seine Partnerin ihn wegen des Problems ablehnt. All dies führt dann zu einem Ausbleiben bzw. Nachlassen der sexuellen Erregung und der Erektion.

Wird dieser Kreislauf mehrfach durchlaufen steigt die Wahrscheinlichkeit für dysfunktionale, weil uneffektive Bewältigungsstrategien. Der Mann sorgt sich zunehmend über seine sexuelle Leistungsfähigkeit, verspürt Leidensdruck und geht womöglich zukünftigen sexuellen Situationen aus dem Weg. Alternativ kann sich die Vermeidung auch auf bestimmte sexuelle Praktiken beziehen, sodass er z. B. seine Partnerin bzw. seinen Partner durch Oralverkehr befriedigt und dadurch ein mögliches Auftreten des sexuellen Problems zu verhindern sucht.

Bei einem Mann ohne sexuelle Probleme kann die Aussicht auf Sex positive Gefühle, wie Vorfreude, auslösen (vgl. Abbildung 4). In der sexuellen Situation fokussiert der Mann seine Aufmerksamkeit auf für ihn erregende, erotische Reize, wie den Körper der Partnerin oder des Partners oder die angenehmen Berührungen. Auch hier kommt es in der Folge zu einer erhöhten körperlichen Erregung, wie einem erhöhten Puls. Dieser wird jedoch nicht mit Angst, sondern mit dem sexuellen Erleben in Zusam-

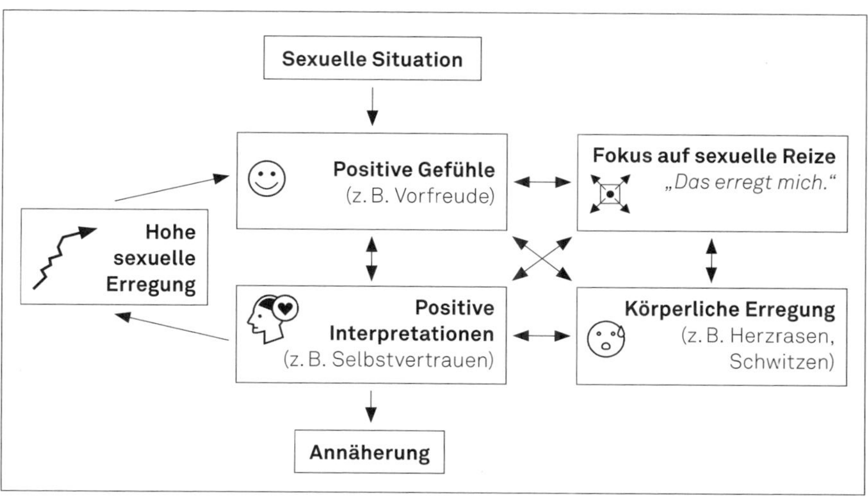

Abbildung 4: Emotional-kognitives Modell ungestörter sexueller Funktion (in Anlehnung an Wiegel, Scepkowski & Barlow, 2005)

menhang gebracht. Die Erwartungshaltung des Mannes ist dann positiv, er interpretiert das Geschehen in seinem Sinne und hat keine Zweifel an seiner sexuellen Reaktion. Zusammengenommen führen diese Faktoren dann zu einer erhöhten Erregung bzw. Erektion.

Dieses Störungsmodell dient im Rahmen der Psychoedukation dazu, dem betroffenen Mann ein Verständnis davon zu vermitteln, wie psychische Faktoren sein sexuelles Problem beeinflussen. Zusätzlich können im Vergleich des negativen Modells mit dem positiven Modell Wege zur Überwindung des sexuellen Problems aufgezeigt werden.

3 Diagnostik und Indikation

Wie bei anderen psychischen Störungen auch, ist das psychotherapeutische Gespräch das wichtigste Werkzeug zur Diagnostik, Indikationsstellung und Therapieplanung bei sexuellen Funktionsstörungen. Therapeut:innen sind dabei Modelle für das angemessene Sprechen über Sexualität. Eine konkrete, alltagsnahe und wertschätzende Sprache hilft, Missverständnisse zu vermeiden und erleichtert es den Patienten, Antworten auf intime Fragen zu finden. Eine genaue Exploration des Problems hilft dabei, Störungsbilder voneinander abzugrenzen. Verhaltensanalytische Methoden ermöglichen eine Identifikation aufrechterhaltender Faktoren.

Wenn sich betroffene Männer in einer Partnerschaft befinden, sollte die Perspektive der Partnerin bzw. des Partners auf die Störung ebenfalls erfragt werden. Die Bereitschaft einer Partnerin oder eines Partners, gemeinsam mit dem Patienten an dem sexuellen Problem zu arbeiten, z. B. im Rahmen partnerschaftlicher Übungen zwischen den Sitzungen (vgl. Kapitel 4.5.1), ist wichtiger als die persönliche Anwesenheit in den Sitzungen. In welchen Fällen einzelne Paargespräche bzw. eine Paartherapie sinnvoll ist, wird an anderer Stelle dargestellt (vgl. Kapitel 4.1.2). Entscheidend für den Therapieprozess ist zudem eine gemeinsame Festlegung realistischer Ziele. Überhöhte oder unrealistische Zielvorstellungen sollten zu Behandlungsbeginn thematisiert werden.

3.1 Kommunikation und Sprache

Offene, nicht wertende Gesprächsatmosphäre wichtig

Die meisten Menschen sind es nicht gewohnt, detailliert über Sex, geschweige denn über sexuelle Probleme, zu sprechen. Aus diesem Grund ist es wichtig, das Gespräch über Sexualität mit konkreten Fragen zu Verhalten und Erleben zu steuern und für eine offene, wertungsfreie Gesprächsatmosphäre zu sorgen.

Alltagssprachliche Begriffe verwenden

Wann immer möglich, sollten *alltagssprachliche Begriffe* für sexuelle Verhaltens- und Erlebensweisen genutzt werden (z. B. „Samenerguss“ statt „Ejakulation“, „Geschlechtsverkehr“ statt „Koitus“).

Eine angemessene Erklärung notwendiger Fachbegriffe hilft, Missverständnissen vorzubeugen. Bei der Kommunikation über sexuelle Themen sollte berücksichtigt werden, dass sich sexuelle Begriffe in Inhalt und emotionaler Valenz deutlich unterscheiden können. Vulgär anmutende Ausdrücke, wie „ficken" oder „Schwanz" sind gerade bei jüngeren Patienten nicht immer negativ konnotiert, sondern können Teil der Jugend- oder Alltagssprache sein. Daher ist es ratsam, Patienten nicht vorschnell mit ihrer Wortwahl zu konfrontieren, sondern dies erst im Verlauf der Behandlung im Sinne einer Meta-Kommunikation zu thematisieren. Psychotherapeut:innen sind in dieser Phase vor allem ein Modell für eine angemessene sexuelle Sprache. Dies kann auch dann sinnvoll sein, wenn Patienten eher blumige (z. B. „Liebe machen") oder technisch-distanzierende Ausdrücke (z. B. „Koitus vollziehen", „miteinander ins Bett gehen") verwenden und dies nach therapeutischer Einschätzung mit dem sexuellen Problem zusammenhängt. Ebenso kann es je nach Fall sinnvoll sein, abwertende Begriffe zu thematisieren. Einerseits wird hierdurch die Auseinandersetzung mit dem Thema Sexualität gefördert, andererseits aber auch die Kommunikation über Sexualität innerhalb der Partnerschaft thematisiert.

Psychotherapeut:in als Vorbild und Modell für Kommunikation über Sexualität

Wie in der Psychotherapie üblich, sollten auch beim Thema Sexualität zunächst offene Fragen gestellt werden. Falls bei Patienten Scham oder Unwissenheit in Bezug auf sexuelle Begrifflichkeiten festgestellt werden, bietet es sich an, auf geschlossene Fragen zurückzugreifen und dadurch z. B. passende Begriffe anzubieten:

> Es kommt vor, dass Männer darunter leiden, dass ihre Erektion beim Sex nachlässt oder verschwindet. Kennen Sie dieses Problem auch von sich?

3.2 Problemexploration

Um ein sexuelles Problem zu explorieren, ist es nötig, eine Vielzahl *spezifischer Fragen* zu stellen. Es reicht nicht aus, darauf zu vertrauen, dass der Patient von sich aus alle relevanten Informationen mitteilt. Während allgemeinere, offene Fragen genutzt werden können, um ein erstes Gespräch über Sexualität in Gang zu bringen („Erzählen Sie mir etwas über Ihr aktuelles Sexualleben" oder „Wie würden Sie Ihr sexuelles Problem beschreiben?"), reichen diese nicht aus, um differenzialdiagnostische Informationen zu gewinnen. Aus falscher Scheu besonders intime Aspekte, wie z. B. Selbstbefriedigung, sexuelle Vorlieben oder Fantasien, auszusparen, kann negative Folgen haben: Möglicherweise wird eine falsche Diagnose gestellt oder wichtige therapeutische Ansatzpunkte bleiben unbekannt.

Die Exploration des sexuellen Problems beginnt mit einer *genauen Schilderung des problematischen Erlebens* anhand einer typischen Problemsituation. Anschließend sollte abgeklärt werden, ob noch weitere Aspekte der sexuellen Funktion als problematisch erlebt werden. Eine grafische Darstellung des Modells der sexuellen Reaktion (vgl. Kapitel 1.1) ist hilfreich, um Probleme in anderen Phasen der sexuellen Reaktion zu identifizieren. Tabelle 2 zeigt eine Reihe von Beispielfragen zur Exploration sexueller Probleme (vgl. auch die Karte „Exploration eines sexuellen Problems und angrenzender Störungsbereiche" am Ende des Buches).

Tabelle 2: Exploration eines sexuellen Problems und angrenzender Störungsbereiche

Themenbereich	Mögliche Fragen
Interesse an Sex bzw. sexuelle Appetenz	• Wie häufig haben Sie Lust auf Sex? • Wie häufig haben Sie Sex mit Ihrer Partnerin bzw. Ihrem Partner, wie häufig mit anderen Personen? • Wie häufig befriedigen Sie sich selbst? • Hat sich an Ihrem sexuellen Verlangen etwas verändert?
Erregung und Erektion	• Haben Sie Schwierigkeiten damit, eine Erektion zu bekommen oder aufrechtzuhalten? Wenn ja, – wie ist das bei morgendlichen Spontanerektionen? – zeigt sich das Problem auch bei der Selbstbefriedigung? – zeigt sich das Problem nur bei bestimmten sexuellen Aktivitäten (z. B. beim Geschlechtsverkehr) oder bei bestimmten Partner:innen? • Sind Sie mit der Stärke bzw. Härte Ihrer Erektion zufrieden? – Auf einer Skala von 0 bis 100, als wie stark würden Sie Ihre Erektion bei sexueller Aktivität mit anderen einstufen? Und wie stark bei der Selbstbefriedigung?
Orgasmus und Samenerguss	• Sind Sie zufrieden mit der Dauer, die es braucht, bis Sie zum Orgasmus kommen? • Was schätzen Sie, wie lange benötigen Sie bei der Selbstbefriedigung, beim Geschlechtsverkehr oder bei anderen sexuellen Aktivitäten bis zum Höhepunkt? • Ejakulieren Sie beim bzw. kurz nach dem Orgasmus? • Haben Sie das Gefühl, den Zeitpunkt Ihres Samenergusses kontrollieren zu können? • Haben Sie den Eindruck, dass Sie sehr lange brauchen, um zum Orgasmus zu kommen? • Wie bewerten Sie Ihr momentanes Orgasmuserleben? Hat sich daran in der letzten Zeit etwas verändert? • Durch welche sexuelle Aktivität kommen Sie am einfachsten oder zuverlässigsten zum Orgasmus?
Schmerzen	• Haben Sie Schmerzen beim Sex mit einer Partnerin bzw. einem Partner oder bei der Selbstbefriedigung? • Welche sexuellen Aktivitäten sind bei Ihnen mit Schmerzen verbunden (z. B. vaginale Penetration, passive oder aktive anale Penetration)? • Wo genau sind die Schmerzen lokalisiert (z. B. am Penisschaft, an der Eichel, am Vorhautbändchen)? • Wie würden Sie den Schmerz beschreiben (z. B. brennend, stechend, drückend)?

Tabelle 2: Fortsetzung

Themenbereich	Mögliche Fragen
Dauer, Häufigkeit und Leidensdruck	• Wann ist das Problem zum ersten Mal aufgetreten? • Wie häufig bzw. in wieviel Prozent der sexuellen Aktivitäten tritt das Problem auf? • Gab es auch Zeiten, in denen das sexuelle Problem nicht auftrat? Was war da anders? • Ist das Problem auch bei anderen Sexualpartner:innen aufgetreten? • Tritt das Problem nur beim Sex mit einer Partnerin bzw. einem Partner oder auch bei der Selbstbefriedigung auf? • Wie belastend ist das Problem für Sie?
Perspektive der Partnerin bzw. des Partners	• Wie würde Ihre Sexualpartnerin bzw. Ihr Sexualpartner das Problem beschreiben? • Wie hat Ihre Partnerin bzw. Ihr Partner darauf reagiert, als das Problem erstmalig aufgetreten ist? • Wie reagiert Ihre Partnerin bzw. Ihr Partner aktuell darauf, wenn das Problem auftritt? • Haben Sie mit Ihrer Partnerin bzw. Ihrem Partner bereits über das Problem gesprochen? • Was haben Sie schon ausprobiert, um das Problem in den Griff zu bekommen?

3.3 Verhaltensanalyse

Mithilfe von Verhaltensanalysen werden individuelle und interpersonelle Einflussfaktoren eines sexuellen Problems identifiziert. Dabei können z. B. das SORKC-Modell (z. B. Tuschen-Caffier & von Gemmeren, 2009), das Verhalten-in-Situationen-Schema (Bartling, Echelmeyer & Engberding, 2008) oder die Situationsanalyse nach dem Cognitive Behavioral Analysis System of Psychotherapy, kurz CBASP (Brakemeier et al., 2013; Köhler, Sterzer & Brakemeier, 2014; McCullough Jr., 2003) verwendet werden. Ein besonderes Kennzeichen der Situationsanalyse stellt der Fokus auf zwischenmenschliche Situationen dar. Diese Variante hat sich daher für den Bereich der sexuellen Störungen besonders bewährt. Die folgende Situationsanalyse beschreibt die Situation von Herrn A. (Fallbeispiel 1), einem Mann mit Erektionsproblemen nach Leistenbruch.

Fallbeispiel 1: Herr A. (Forts.) – Situationsanalyse

Situationsbeschreibung
Es ist unser siebter Hochzeitstag. Wir waren essen und im Kino. Anschließend trinken wir noch ein Glas Wein auf unserem Balkon. Meine Frau kuschelt sich an mich und streichelt mir über den Arm.

Gedanken und Interpretationen
- *Gedanke 1:* Sie will Sex!
- *Gedanke 2:* Wenn ich keine Erektion bekomme, ist der Hochzeitstag ruiniert.
- *Gedanke 3:* Dieser Leistenbruch hat mich einfach „kaputt gemacht". Ich bin kein richtiger Mann mehr.

Reaktion
- *Gefühle und Körper:* Innere Anspannung, Angst, körperliches Unwohlsein.
- *Verhalten:* Ich fülle unsere Gläser mit Wein auf. Gehe dann allein ins Wohnzimmer und lese (unwichtige) Nachrichten auf meinem Handy.

Tatsächliches Ergebnis
Meine Frau ist zunächst auf dem Balkon geblieben und dann allein ins Bett gegangen. Ich habe einen sehr schönen Abend abrupt enden lassen und meine wahren Gefühle und Gedanken verheimlicht. Die Stimmung war über den Rest des Wochenendes sehr gedrückt. Sie hat keine weiteren Annäherungsversuche unternommen.

Wunschergebnis
Ich hätte mir gewünscht, dass wir zusammen ins Bett gehen, ohne dass direkt der Druck entsteht, dass es zu Sex kommen muss. Ich hätte mir und meiner Frau gerne die Chance gegeben, eine anziehende Situation entstehen zu lassen.

Wie zufrieden bin ich mit meinem Verhalten?

☒ Sehr unzufrieden ☐ Unzufrieden ☐ Teils/teils ☐ Zufrieden
☐ Sehr zufrieden

Hat mein Verhalten zum erwünschten Ziel geführt?

☒ 0 %
☐ 25 %
☐ 50 %
} Ich kann die Lösungsphase nutzen, um Alternativen zu finden.

☐ 75 %
☐ 100 %
} Prima, weiter so.

Basierend auf dieser Analyse kann der Patient dann, zunächst mit therapeutischer Anleitung und Unterstützung, Lösungsansätze entwickeln (vgl. Kapitel 4.4).

3.4 Sexualanamnese

Sexuelle Ressourcen explorieren

Da sexuelles Erleben und Verhalten aus vielen Facetten bestehen, dient eine fundierte Sexualanamnese dazu, neben Bedingungsfaktoren eines sexuellen Problems auch mehr über die Bereiche der Sexualität zu erfahren, die als genussvoll, angenehm oder zumindest als unproblematisch erlebt werden. Zu Sex gehört dabei jegliches Verhalten, das zur Erregung oder Erregungssteigerung von mindestens einer Person dient. Diese breite Definition ermöglicht ein Verständnis dafür, dass Selbstbefriedigung auch sexuelles Verhalten ist – und zwar Sex mit sich selbst (autosexuelles Verhalten). Zusätzlich ermöglicht diese Definition eine Berücksichtigung situativer Faktoren: Ein bestimmtes Verhalten, z. B. Küssen, kann in einer Situation sexuell sein, in einer anderen Situation, z. B. zur Begrüßung, nicht.

Allgemeine Entwicklungsfaktoren ebenso wichtig wie psychosexuelle Entwicklung

Während in jedem Fall das aktuelle Sexualverhalten, Partnerschaftsfaktoren und Lebensumstände erfragt werden, hängt die Ausführlichkeit, mit der die psychosoziale bzw. psychosexuelle Entwicklung erfasst wird, sowohl vom Störungsbild als auch vom Behandlungssetting ab. Allgemeine Informationen zu Kindheit, Ursprungsfamilie und Entwicklung sind ebenso störungsrelevant wie Aspekte der sexuellen Lerngeschichte im engeren Sinne (z. B. Aufklärung, erste sexuelle Erfahrungen).

3.4.1 Partnerbezogenes Sexualverhalten und -erleben

Nach einer ersten Exploration des sexuellen Problems kann das Verhalten und Erleben beim Sex mit einer Partnerin oder einem Partner erfragt werden. In Abhängigkeit vom Beziehungsstatus sollten einige der Fragen noch vertieft werden. So spielen sexuelle Probleme einer Partnerin oder eines Partners sowie ihre bzw. seine Sicht auf die Störung des Patienten vor allem in längerfristigen Partnerschaften eine Rolle (vgl. auch Karte „Exploration des partnerbezogenen Sexualverhaltens und -erlebens" am Ende des Buches).

Fragen zur Exploration des partnerbezogenen Sexualverhaltens und -erlebens

- Wie würden Sie Ihr aktuelles Sexualleben beschreiben?
- Mit welchen Personen (z. B. feste Partnerin bzw. fester Partner, Bekanntschaften) sind Sie aktuell intim?
- Was mögen Sie beim Sex besonders?
- Welche sexuellen Aktivitäten sind für Sie Tabu oder womit haben Sie schon schlechte Erfahrungen gemacht?
- In welchen Situationen (wann, wie, wo) haben Sie aktuell Sex?
- Wer ergreift bei Ihnen die sexuelle Initiative? Wie zeigen Sie einer Partnerin bzw. einem Partner, dass Sie Sex haben möchten? Welche Signale sendet Ihre Partnerin bzw. Ihr Partner, wenn sie oder er Sex haben möchte?
- Über welche sexuellen Themen können Sie mit Ihrer Partnerin bzw. Ihrem Partner sprechen? Welche Themen sind Tabu?
- Wie zeigen Sie beim Sex, was Ihnen gefällt und was nicht?
- Wie läuft eine typische sexuelle Situation bei Ihnen ab?
- Leidet Ihre Partnerin bzw. Ihr Partner unter sexuellen Problemen? Wie beeinflussen diese Probleme Ihr sexuelles Erleben?

3.4.2 Selbstbefriedigung

Anschließend kann das solitäre Sexualverhalten genauer exploriert werden. Da fast alle Männer (mehr oder weniger häufig) masturbieren, empfiehlt es sich, direkt nach der Häufigkeit der Selbstbefriedigung zu fragen. Dadurch wird dieser Bereich der Sexualität normalisiert und weiteren Fragen zugänglich.

Der Zeitpunkt der ersten auf den Orgasmus ausgerichteten Masturbation liegt bei Männern in den meisten Fällen um den Beginn der Pubertät. Die Häufigkeit kann zwischen *nie bzw. so gut wie nie* und *mehrfach täglich* schwanken, ohne dass dies zwangsläufig als problematisch zu werten ist. Je nach sexuellem Störungsbild können verschiedene Aspekte vertieft exploriert werden. Bei Männern mit geringer sexueller Appetenz ist die Frage zum Verlangen nach Selbstbefriedigung besonders relevant. Bei Männern mit Erektionsschwierigkeiten bzw. verzögerter Ejakulation ist interessant, ob die Problematik auch bei der Selbstbefriedigung auftritt oder ob eine sehr häufige oder spezifische Weise der Selbststimulation zu Schwierigkeiten im Bereich der Paarsexualität beiträgt (vgl. auch Karte „Exploration der Selbstbefriedigung und Fragen zur Nutzung von Pornografie und sexuellen Fantasien" am Ende des Buches).

Fragen zur Exploration der Selbstbefriedigung

- Wie häufig befriedigen Sie sich aktuell selbst?
- War das früher mal anders? (häufiger, weniger häufig)
- Auf welche Weise befriedigen Sie sich selbst? Nutzen Sie besondere Techniken oder Arten, sich zu stimulieren?
- In welchem Alter haben Sie sich das erste Mal selbst befriedigt? Wie haben Sie dies erlebt?
- Wie leicht fällt es Ihnen, bei der Selbstbefriedigung zum Orgasmus zu kommen?

Im Zusammenhang mit der Selbstbefriedigung steht auch die Frage der sexuellen Fantasien und sexuellen Vorlieben. Dabei ist zu berücksichtigen, dass das Vorliegen bestimmter Fantasien nicht unbedingt bedeutet, dass der Patient diese auch in die Tat umsetzen will. So haben viele Menschen Fantasien, die nur „im Kopf" erregend sind und bei denen keine Pläne bestehen, diese in die Tat umzusetzen. Vor allem bei Fantasien, in denen der Patient selbst oder andere Personen zu Schaden kommen, ist dieser Aspekt genau zu explorieren, um eine Selbst- oder Fremdgefährdung auszuschließen.

Fragen zur Nutzung von Pornografie und sexuellen Fantasien

- Nutzen Sie eher Pornos, eher die Fantasie oder beides zur Selbstbefriedigung?
  - Fantasieren Sie sich als Teilnehmer in die Handlung des Pornos hinein?
  - Was ist Ihre liebste Porno-Kategorie?
  - Was sind Gemeinsamkeiten und Unterschiede zwischen den von Ihnen genutzten pornografischen Materialien und Ihrer Paarsexualität (z.B. Aussehen der Darsteller:innen, ähnliche sexuelle Praktiken, wiederkehrende Themen wie Dominanz, Unterwerfung, Fetische)?

- Wenn nur Fantasie: Wovon fantasieren Sie?
  - Wenn wir Ihre Fantasie als Stummfilm an die Wand projizieren könnten, was würde ich da sehen? Wer ist beteiligt? Woran erkenne ich, was die andere Person gut findet und was nicht?
- An welcher Stelle Ihrer sexuellen Fantasie oder im Porno erreichen Sie meist den Höhepunkt? Was ist das Erregendste daran?

Sexuelle Fantasien können als Ressource genutzt werden

Eine Exploration der sexuellen Fantasien des Patienten kann nicht nur helfen, sexuelle Schwierigkeiten nachzuvollziehen (z. B., wenn die Fantasien entscheidend von der Paarsexualität abweichen), sondern kann auch Ansatzpunkte für Interventionen liefern. Als Ressource betrachtet können sexuelle Fantasien dafür genutzt werden, neue sexuelle Skripte auszuprobieren und eingefahrene Routinen aufzulösen. Ein Einstieg in diesen Themenbereich kann zum Beispiel so aussehen:

Sexuelle Fantasien sind etwas sehr Privates und Intimes, über das wir mit wenigen Menschen und oft nicht mal mit unseren Partner:innen sprechen. Nahezu alle Menschen haben sexuelle Fantasien oder Vorstellungen, die für sie ganz besonders erregend sind. Das können Situationen sein, also z. B. Sex an einem bestimmten Ort, oder es kann Aussehen, Kleidung oder Verhalten der Sexualpartner:innen betreffen. Zudem haben viele Menschen Vorlieben, die sich auf sexuelle Praktiken oder Positionen beziehen. Wie ist das bei Ihnen?

Es gibt viele Arten von pornografischem Material und es entstehen auch immer wieder neue Kategorien. Daher kann es durchaus vorkommen, dass Therapeut:innen spezifische Begriffe nicht kennen. Um sicherzustellen, dass Sie wissen, wovon der Patient spricht, kann es auch hilfreich sein, wenn der Patient entsprechende Bilder oder Videos der Kategorien oder Praktiken zeigt, Screenshots oder Ausdrucke mitbringt. Dies gilt natürlich nur für legale pornografische Materialien.

Oftmals spiegelt sich die ungewohnte Situation, das Sprechen über konsumierte pornografische Materialien oder sexuelle Fantasien, in den Antworten des Patienten wider. Es kommt vor, dass Patienten auf die Frage „Welche Pornos konsumieren Sie?" mit „Normale Pornos" antworten. Hier ist es hilfreich zu erklären, dass für jeden Menschen „normal" eine andere Bedeutung hat, vor allem im Bereich der Sexualität. Für einen Menschen mit Fetischismus ist es normal, pornografische Materialien mit bestimmten Praktiken oder Objekten zu konsumieren; für andere sind Materialien, die Urinspiele abbilden normal; für wieder andere Bondage/Sadomasochismus (BDSM). Explorieren Sie weiter: Was bedeutet für den Patienten „normal"? Wer macht was mit wem? Wie viele Personen sind beteiligt?

Die genaue Exploration dient dabei nicht dem Selbstzweck, vielmehr kann es für das Verständnis und die Behandlung sexueller Probleme hilfreich sein, Unterschiede und Gemeinsamkeiten zwischen sexuellen Fantasien bzw. pornografischen Materialien und der gelebten Sexualität nachzuvollziehen.

3.4.3 Sexuelle Orientierung

Sexuelle Orientierung als Kontinuum

Vom Geschlecht einer aktuellen Partnerin oder eines aktuellen Partners sollte nicht automatisch auf die entsprechende sexuelle Orientierung geschlossen werden. Aktuelle Konzepte gehen von einem Kontinuum zwischen hetero- und homosexueller Orientierung aus. Zusätzlich dazu wird der Begriff der Pansexualität zunehmend gebräuchlicher, der verwendet wird, wenn sexuelles Interesse unabhängig vom Geschlecht der anderen Person erlebt wird.

Erfassung der sexuellen Orientierung

- Sexuell ausschließlich an Frauen interessiert (ausschließlich heterosexuell).
- Sexuell überwiegend an Frauen interessiert (überwiegend heterosexuell).
- Sexuell gleichermaßen an Männern wie an Frauen interessiert (bisexuell).
- Sexuell überwiegend an Männern interessiert (überwiegend homosexuell).
- Sexuell ausschließlich an Männern interessiert (ausschließlich homosexuell).
- Kein sexuelles Interesse unabhängig vom Geschlecht (asexuell).

Die sexuelle Orientierung von Männern ist über die Lebensspanne hinweg relativ stabil, zumindest im Hinblick auf das Geschlecht der anderen Person. Es ist jedoch möglich, dass sich Männer aufgrund innerer Überzeugungen oder ihres Umfeldes eine gleichgeschlechtliche Orientierung nicht eingestehen bzw. eher in höherem Alter bereit sind, sich selbst als bisexuell oder schwul wahrzunehmen. Inwiefern eine Kommunikation der sexuellen Orientierung nach außen hin („Outing") geschieht, ist ebenfalls von den antizipierten Konsequenzen abhängig. Zur sexuellen Orientierung gehören – neben Geschlecht der idealen Sexualpartner:innen – auch besondere Merkmale dieser oder aber bestimmte sexuelle Praktiken. Wenn Patient:innen beispielsweise berichten, dass sie ohne ihren Fetisch keine Orgasmen erleben können, dann ist dieser Fetisch Teil der sexuellen Orientierung.

In Bezug auf die sexuelle Orientierung können die Ebenen *Identität* und *Verhalten* unterschieden werden. So kann ein Mann sich als überwiegend heterosexuell identifizieren, aber durchaus häufige sexuelle Kontakte mit Männern haben. Nur mit Kenntnis der sexuellen Fantasie und daraus sich ergebend der sexuellen Orientierung kann eine adäquate, nicht diskriminierende Sprache beispielsweise in Hinblick auf die Partnerin oder den Partner gewählt werden. Darüber hinaus können sich sexuelle Skripte und bevorzugte sexuelle Praktiken zwischen Männern mit gleichgeschlechtlicher und Männern mit einer anderen sexuellen Orientierung unterscheiden. Auch wenn die wesentlichen therapeutischen Interventionen für sexuelle Funktionsstörungen unabhängig von der sexuellen Orientierung sind, lohnt sich eine umsichtige Exploration dieses Themas.

3.4.4 Partnerschaft

Im Rahmen der Sexualanamnese sollten auch nicht sexuelle Aspekte einer aktuellen Partnerschaft exploriert werden. Wechselwirkungen sind dabei in beide Richtungen möglich. Schwierigkeiten oder Konflikte in der Partnerschaft können zu sexuellen Problemen führen, wenn dadurch z.B. das sexuelle Interesse einer oder beider

Personen in Mitleidenschaft gezogen wird. Zudem können sexuelle Störungen auch die Partnerschaftszufriedenheit reduzieren, indem Frustrationen oder Enttäuschungen über sexuelle Probleme in anderen Lebensbereichen ausagiert werden.

Exploration des Partnerschaftsstatus

- Wie würden Sie Ihren Partnerschaftsstatus beschreiben (z. B. feste, monogame Partnerschaft, offene Beziehung, polyamore Partnerschaft, Single)?
- *Falls monogame Partnerschaft:*
  - Für die meisten Menschen bedeutet Monogamie, einander auf romantischer Ebene treu zu sein und keine sexuellen Beziehungen mit anderen Personen zu haben. Wurde das Thema Monogamie in Ihrer Partnerschaft explizit, also offen und direkt, besprochen? Wie haben Sie sich für Monogamie entschieden?
  - Ab wann beginnt in Ihrer Partnerschaft Untreue?
  - Gab es Untreue? Wie sind Sie damit umgegangen?
- *Falls polyamore bzw. offene Partnerschaft:*
  - Welche Regeln gelten in Ihrer Partnerschaft? Wie viele Menschen sind Teil dieser Partnerschaft? Wer ist mit wem in einer romantischen Beziehung?
  - Können Sie sich vorstellen, dass alle beteiligten gemeinsam eine Sitzung wahrnehmen?
  - Ist die offene Beziehung Ihr beider bzw. aller Bedürfnis oder hatte eine Person einen stärkeren Wunsch danach? Haben Sie Regeln für Ihre offene Beziehung vereinbart? Welche?

Exploration von Partnerschaftszufriedenheit und -konflikten

- Wann und wie haben Sie sich kennengelernt?
- Wie zufrieden sind Sie aktuell in Ihrer Partnerschaft?
- Was denken Sie, wie zufrieden ist Ihre Partnerin bzw. Ihr Partner mit der Partnerschaft?
- Was schätzen Sie besonders an Ihrer Partnerin bzw. Ihrem Partner?
- Wie drücken Sie in Ihrer Partnerschaft Zuneigung außerhalb des sexuellen Bereiches aus? Gibt es nicht sexuelle Zärtlichkeiten?
- Gab oder gibt es Konflikte in Ihrer Partnerschaft?
- Was sind typische Konfliktthemen?
- Wie gehen Sie mit Konflikten um? Wie werden diese gelöst?
- Gibt es explizit abgesprochene Rollen in Ihrer Partnerschaft? Geht eine Person zeitlich weniger der Lohnarbeit nach und erledigt dafür mehr im Haushalt, sogenannte Care-Arbeit? Haben sich Rollen eingeschlichen? Wie geht es Ihnen mit diesen Rollen?

3.4.5 Psychosexuelle und allgemeine Entwicklung

Exploration der Entwicklungsfaktoren von Störung und Behandlungssetting abhängig

Unter Berücksichtigung von Symptomatik und Behandlungssetting kann entschieden werden, wie ausführlich die psychosexuelle Entwicklung des Patienten exploriert wird. So ist möglicherweise bei einem 40-jährigen Mann, der seit Beginn einer neuen Partnerschaft vor wenigen Monaten unter Problemen mit der Erektion beim Geschlechtsverkehr leidet, nicht zwangsläufig eine genaue Exploration des gesamten Entwicklungsprozesses notwendig. Welche Aspekte der psychosexuellen Entwicklung (z. B. Umgang mit Sexualität in Ursprungsfamilie, erste sexuelle Erfahrungen, Männlichkeitsbild) besonders fokussiert werden, hängt von der Art und Dauer der Symptomatik sowie von den vermuteten Störungsbedingungen ab.

Die Exploration von lerngeschichtlichen Faktoren sollte sich nicht auf den Bereich der Sexualität beschränken. Häufig haben andere Belastungsfaktoren aus Kindheit und Jugend (z. B. Armut, Scheidung der Eltern, häufige Umzüge, Schulprobleme, Gewalterfahrungen) ebenso großen Einfluss auf die Entwicklung und Gestaltung von Partnerschaften bzw. sexuellen Kontakten (vgl. Tabelle 3).

Tabelle 3: Exploration von Entwicklungsfaktoren

Themenbereich	Mögliche Fragen/Themen
Psychosexuelle Entwicklung	• Welche frühen Erfahrungen mit Sexualität haben Sie gemacht? (z. B. Doktorspiele, aber auch sexuelle Traumata) • Wie wurde mit dem Thema Sexualität in Ihrer Familie umgegangen? • Wie und von wem wurden Sie aufgeklärt? • Wie haben Sie Ihren ersten Samenerguss erlebt? • Wie wurde Zärtlichkeit und Zuneigung in Ihrer Familie ausgedrückt? • In welchem Alter hatten Sie Ihre erste Partnerschaft? • Welche sexuellen Erfahrungen haben Sie mit anderen Jungen gemacht? • Wie haben Sie Ihr „erstes Mal" erlebt? • Welche sexuellen Beziehungen hatten Sie seitdem bis zu Ihrer jetzigen Partnerschaft? (Anzahl, Dauer, Art)
Sonstige Entwicklungsfaktoren	• Wie war Ihre Beziehung zu Eltern, Geschwistern und anderen wichtigen Bezugspersonen? • Wie war die finanzielle Situation im Elternhaus? Hatten Sie genug Geld für die nötigsten Anschaffungen? • Wie haben Sie Ihre Schulzeit erlebt? • Gab es Ereignisse in Kindheit und Jugend, die Sie noch heute belasten?

Exploration von sexuellem Missbrauch in der Kindheit und Jugend sowie Erfahrungen von sexueller Gewalt im Erwachsenenalter sind ein wichtiger Teil der Sexualanamnese. Als Psychotherapeut:in von Missbrauch oder Trauma zu sprechen kann dazu führen, dass Patienten nur Extremerfahrungen, wie Vergewaltigungen benennen. Vielmehr empfiehlt sich eine allgemeine Formulierung, wie:

Gab es in Ihrer Vergangenheit sexuelle oder sexuell getönte Momente, bei denen Sie aus heutiger Sicht sagen würden „Nein, das war nicht okay, das hätte nicht passieren dürfen"?

Durch diese Wortwahl wird dem Patienten der Raum gegeben, auch Grenzüberschreitungen oder sexuelle Übergriffe zu nennen, die er (bislang) nicht als traumatisch bewertet hat (z. B. toucheuristische Erlebnisse („begrapscht" werden), ohne Einverständnis verbreitete Nacktfotos). Die Relevanz, die erlebte sexuelle Übergriffe für die geschilderte sexuelle Problematik haben, kann sich von Person zu Person sehr unterscheiden. Daher tun Psychotherapeut:innen gut daran, die Konsequenzen sexueller Übergriffe von den Patienten selbst einschätzen zu lassen und nicht automatisch anzunehmen, dass diese wesentlich für die Funktionsstörung seien.

3.5 Behandlungsmotivation und Zielklärung

3.5.1 Therapieanlass

Anders als bei anderen psychischen Störungen besteht der Behandlungsanlass bei sexuellen Problemen selten in einfach nachzuvollziehenden Einschränkungen in der Lebensführung. Auch kann der entsprechende Leidensdruck (engl. distress) ganz unterschiedliche Formen annehmen: Manche Betroffene sind verzweifelt und besorgt, andere hingegen spüren eher Frustration oder Ärger. In vielen Fällen sind partnerschaftliche Konflikte bzw. der Druck durch eine Partnerin oder einen Partner (z. B. „Es muss sich etwas verändern") dafür verantwortlich, dass sich Männer in Behandlung begeben. Oder Männer suchen eine Sexualtherapie auf, nachdem medikamentöse Behandlungsversuche nicht den gewünschten Erfolg gebracht haben. Single-Männer stellen sich vor allem dann für eine Behandlung vor, wenn sie bemerken, dass ihr sexuelles Problem sie daran hindert, auf Partnersuche zu gehen bzw. sich auf neue Personen sexuell einzulassen.

3.5.2 Selbst- und Fremdmotivation

Die Frage danach, ob eine Behandlung vorwiegend aus intrinsischen oder extrinsischen Motiven bzw. aus Selbst- oder Fremdmotivation aufgesucht wird, ist für die Planung der Therapie von Bedeutung. Da viele Behandlungselemente zeitintensiv sind, sollte genau exploriert werden, was sich der Patient von der Behandlung erhofft. Gerade bei Personen mit niedriger sexueller Appetenz kann der Leidensdruck durch den Wunsch entstehen, Partnerschaftskonflikte rund um das Thema Sex zu beenden. Auch wenn Patienten eine psychotherapeutische Behandlung zunächst im Wesentlichen eingehen, um ihre Partnerin bzw. ihren Partner zufriedenzustellen oder ihre Partnerschaft zu „retten", kann im Verlauf des Behandlungsprozesses versucht werden, positive Konsequenzen für den Patienten selbst herauszuarbeiten bzw. zu identifizieren.

3.5.3 Erarbeitung der Behandlungsziele

Sexuelle Zufriedenheit nicht nur von Verschwinden der Störung abhängig

Die gemeinsame Erarbeitung von realistischen Behandlungszielen ist entscheidend für einen erfolgreichen Therapieverlauf. Dabei kann es nötig sein, die Vorstellungen des Patienten von einer normalen und gesunden sexuellen Funktion zu korrigieren und Informationen dazu zu vermitteln, was z. B. in Bezug auf Dauer bis zum Samenerguss oder Erektionsfähigkeit erwartet werden kann. Die Erkenntnis, dass ein befriedigendes Sexualleben nicht (nur) von der Linderung der Störungssymptome abhängig ist, ist ein wichtiges Zwischenziel.

Therapeut:innen haben bei der Erarbeitung der Behandlungsziele zwei wesentliche Aufgaben: Zum einen sollen sie Hoffnung auf Besserung vermitteln, zum anderen Grenzen aufzeigen und vor dem Hintergrund der erhobenen anamnestischen Informationen markieren, welche Veränderungen eher unwahrscheinlich sind. Dabei ist ein umsichtiges Vorgehen notwendig, um die Behandlungsmotivation des Patienten nicht zu unterminieren. Die empathische Validierung des empfundenen Leidensdrucks sowie des Wunsches nach „Heilung" ist für den Aufbau einer therapeutischen Arbeitsbeziehung hilfreich.

Eine Veränderung der Ziele von Verbesserungen der Funktionsfähigkeit in Richtung Akzeptanz und Umgang mit bestehenden Symptomen kann auch im Verlauf der Behandlung stattfinden, wenn nach Umsetzung der verschiedenen therapeutischen Techniken Grenzen der Verbesserung deutlich werden. Eine Erweiterung des sexuellen Repertoires und eine Verbesserung der sexuellen Kommunikation in der Partnerschaft ermöglichen in der Regel eine bessere Akzeptanz persistierender sexueller Symptome.

4 Behandlung

Sexualtherapeutische Interventionen werden seit Mitte des 20. Jahrhunderts eingesetzt, um sexuelle Funktionsstörungen bei Männern zu behandeln (Masters & Johnson, 1970). In der heutigen Praxis werden häufig verschiedene sexualtherapeutische und kognitiv-verhaltenstherapeutische Interventionen, wie partnerschaftliche Streichelübungen, Körperselbsterfahrung, kognitive Methoden und Kommunikationstrainings miteinander kombiniert. Einige Sexualtherapeut:innen kombinieren, z. B. nach dem sogenannten Hamburger-Modell, auch sexualtherapeutische Interventionen mit psychodynamischen Ansätzen. Für eine umfassende Darstellung dieses therapeutischen Konzeptes sei auf Hauch (2019) verwiesen.

In diesem Kapitel werden zunächst Informationen zu Setting und Rahmenbedingungen der Behandlung gegeben, da diese die Auswahl der eingesetzten Interventionen entscheidend mitbeeinflussen. Psycho- und sexualedukative Behandlungselemente werden im Anschluss dargestellt. Ausgerüstet mit diesem Hintergrundwissen können behandelnde Therapeut:innen Ihren Patienten helfen, Wissenslücken zu schließen und Fehlannahmen über sexuelles Funktionieren zu korrigieren.

Im Anschluss werden verschiedene Interventionsarten – Körperübungen, kognitive Übungen und Paarübungen – vorgestellt, die sich für die Behandlung der verschiedenen sexuellen Funktionsstörungen bei Männern eignen. Wie diese Interventionen in Abhängigkeit des jeweiligen Störungsbildes ergänzt bzw. modifiziert werden können, wird im Kapitel 4.6 dargestellt.

Behandlungsschwerpunkte von individuellem Störungsmodell und Symptomatik abhängig

Die Auswahl und Reihenfolge der Interventionen hängen von folgenden Faktoren ab:
1. Welche Diagnose(n) liegt oder liegen vor bzw. welche Bereiche der Sexualität werden als unproblematisch, welche als dysfunktional erlebt?
2. Welche prädisponierenden, auslösenden und aufrechterhaltenden Faktoren wurden in Bezug auf die sexuelle Störung identifiziert?
3. Besteht eine Paarbeziehung und welche Auswirkungen hat das sexuelle Problem auf die Partnerschaft? Gibt es unabhängig vom Partnerschaftsstatus eine sexuell vertraute Person, die bereit ist, bei Sensualitätsübungen mitzuwirken?

Verhaltensnahe Übungen als Kernbestandteil der psychotherapeutischen Behandlung

Erfordert der zeitliche Rahmen eine Fokussierung bzw. Limitierung auf bestimmte Behandlungselemente, so wird die Anwendung spezifischer, verhaltensbasierter Übungen und Techniken empfohlen (z. B. Stopp-Start-Technik für vorzeitigen Samenerguss, dargestellt in Kapitel 4.6.3). Auch wenn eine wissenschaftliche Überprüfung dieser These noch aussteht (vgl. Kapitel 4.9), erscheint es am erfolgversprechendsten, den Patienten durch konkrete Lernerfahrungen ein neues Erleben ihrer sexuellen Funktionsfähigkeit zu ermöglichen.

4.1 Setting und Rahmenbedingungen

4.1.1 Sexualberatung oder Sexualtherapie

Die psychosoziale Behandlung eines sexuellen Problems kann verschiedene Formen annehmen. Eine Beratung kann sich dabei auf verschiedenen Ebenen von einer Psychotherapie unterscheiden: Neben einem geringeren zeitlichen Umfang kann diese auch von nicht psychotherapeutischen Fachpersonen (z. B. Sozialpädagog:innen) durchgeführt werden. Die Basis einer Sexualberatung muss zudem nicht zwangsläufig eine klinisch-psychologische Diagnostik bzw. ausführliche Sexualanamnese sein. Beratungsangebote können somit auch angewendet werden, wenn Personen nur einmalig gesehen und keine ausführlichen anamnetischen Informationen eingeholt werden können.

Für die Entscheidung, ob eine Sexualberatung ausreicht oder ob eine umfangreichere Sexualtherapie zu empfehlen ist, kann das PLISSIT-Modell (Annon, 1976; Taylor & Davis, 2007) genutzt werden. Vielen Patienten bzw. Paaren kann bereits dadurch geholfen werden, dass ihnen erlaubt wird (engl. *P*ermission) über sexuelle Themen zu sprechen bzw. ihre Sexualität so auszuleben, wie sie es sich wünschen. Alle legalen Spielarten der Sexualität können normalisiert werden, was eine Reduktion von Scham-

oder Schuldgefühlen zur Folge hat. Die Vermittlung relevanter Informationen (engl. *L*imited *I*nformation) dient dazu, Wissenslücken zu schließen, Fehlinformationen zu korrigieren oder sexuelle Mythen aufzudecken. Reicht dies nicht aus, können spezifische Vorschläge (engl. *S*pecific *S*uggestions) z. B. für Einzel- oder Paarübungen (vgl. u. a. Kapitel 4.5.1) gemacht werden. Eine intensivere Therapie (engl. *I*ntensive *T*herapy) kann dann nötig sein, wenn bei der Durchführung der Übungen Schwierigkeiten auftreten (vgl. Kapitel 4.10) oder komorbide psychische Störungen oder körperliche Beeinträchtigungen vorliegen.

4.1.2 Einzel- oder Paarbehandlung

Meist liegt die Entscheidung über die Art der Behandlung nicht in den Händen der Therapeut:innen. Oftmals bestimmen institutionelle Rahmenbedingungen, Abrechnungsformalitäten und Präferenzen der Patienten, ob eine Paar- oder Einzelbehandlung stattfinden kann.

Häufig gibt es auch von Seiten des Patienten, der Partnerin bzw. des Partners oder beiden Beteiligten Vorbehalte gegenüber einer Paartherapie. So möchten viele Männer das Problem gerne „auf eigene Faust" bewältigen und bevorzugen es, psychotherapeutische Gespräche ohne Anwesenheit ihrer Partnerin oder ihres Partners durchzuführen. Die Behandlung einer sexuellen Funktionsstörung im Einzelsetting ist dann notwendig, wenn sich der Patient dies ausdrücklich wünscht, aktuell keine Partnerschaft besteht oder andere Faktoren (z. B. Abrechnungsformalitäten) eine Behandlung im Paarsetting nicht möglich machen.

Wenn eine Partnerschaft besteht, bieten sich auch im Rahmen einer Einzeltherapie regelmäßige Paargespräche an. Gerade für die Umsetzung und Auswertung von Sensualitätsübungen (vgl. Kapitel 4.5.1) oder zur Verbesserung der sexuellen Kommunikation (vgl. Kapitel 4.5.2) sind gemeinsame Gespräche sehr hilfreich.

Ausführliche Darstellungen bewährter paartherapeutischer Ansätze bei sexuellen Funktionsstörungen finden sich bei Hauch (2019) und Clement (2014).

4.1.3 Sitzungsfrequenz und -dauer

Die klassische Sexualtherapie nach Masters und Johnson wurde für ein Intensivformat entwickelt. Paare nahmen sich für die Therapie Urlaub und verbrachten diesen mit sexualtherapeutischen Sitzungen und Sensualitätsübungen. Dieses Intensivsetting ermöglichte schnelle Fortschritte. Wenngleich auch heute noch sexualtherapeutische Intensivbehandlungen durchgeführt werden (Hauch, 2019), finden die meisten Sexualtherapien im ambulanten Setting über den Zeitraum von mehreren Monaten statt. Neben den äußeren Rahmenbedingungen der Behandlung hängt die empfohlene Behandlungsfrequenz auch von den jeweiligen Präferenzen des Patienten und der Störungssymptomatik ab. Bestimmte Störungsbilder eignen sich dabei eher für ein intensives, andere eher für ein längerfristiges Vorgehen. So können Erektionsstörungen, bei entsprechender Motivationslage, in einem intensiven Format gut behandelt werden. Ein hypoaktives sexuelles Verlangen ist jedoch eher über einen längeren Zeitraum behandelbar.

Zur Exploration und Diagnostik sexueller Funktionsstörungen bieten sich Sitzungen von etwa 100 Minuten Länge an. Viele Patienten benötigen etwas Aufwärmzeit, um über sexuelle Schwierigkeiten offen zu sprechen. Der Abbruch und Wiedereinstieg in die Exploration eines sexuellen Problems in einer Folgesitzung kann dem Patienten und der behandelnden Person schwerfallen. Für Paargespräche sind ebenfalls längere Sitzungen sinnvoll. Da oft eine Reihe sexualtherapeutischer Hausaufgaben vor- und nachbesprochen werden müssen, bleibt bei regulären Sitzungen von 50 Minuten oft zu wenig Zeit, um aufgetretene Probleme zu klären und relevante Informationen zu vermitteln.

4.2 Psycho- und Sexualedukation

4.2.1 Physiologie des Penis und der Erektion

Fehlerhafte Annahmen und fehlendes Wissen über das eigene Genital und körperliche Vorgänge

Viele Patienten berichten über sexuelle Aufklärung in der Schule, im Freundeskreis oder über das Internet. Trotzdem bzw. gerade deshalb haben viele Erwachsene fehlendes oder falsches Wissen bezüglich ihres Körpers und der Sexualität. Folgen dieser Wissenslücken können Unzufriedenheit mit dem eigenen Körper, unbeabsichtigte Schwangerschaften, Ansteckung mit und Weitergabe von sexuell übertragbaren Infektionen oder auch die Entwicklung und Aufrechterhaltung sexueller Funktionsstörungen sein.

Das äußere Genital des Mannes besteht aus Penis und Hodensack. Der Penis unterteilt sich in Peniswurzel, Penisschaft und Eichel (vgl. Abbildung 5). Über die Peniswurzel ist das Genital am Beckenboden befestigt. Als Eichel wird die vorderste Spitze des Gliedes bezeichnet. Im Penisschaft befinden sich seitlich an der Oberseite die paarig angelegten Schwellkörper (Corpora cavernosa penis) und an der Unterseite der dritte Schwellkörper (Corpus spongiosum penis), der die Harnröhre umgibt. Ebenfalls an der Unterseite des Penis ist eine stärker pigmentierte Naht sichtbar, die sich über den Penisschaft, die Peniswurzel und den Hodensack (Skrotum) zieht. Diese Verwachsungslinie ist eine Folge der Embryonalentwicklung des Genitals. Die Peniseichel (Glans penis) ist in den meisten Fällen von der zurückschiebbaren Vorhaut umhüllt, die aus verschiedenen Gründen im Laufe des Lebens durch eine Beschneidung entfernt worden sein kann. Wird die Vorhaut zurückgezogen, sind die Eichel und an der Unterseite das Vorhautbändchen (Frenulum) sichtbar. Das Frenulum verhindert eine zu weite Zurückschiebung der Vorhaut. An der Spitze der Eichel ist der Harnröhrenausgang sichtbar, über den Urin und Ejakulat transportiert wird.

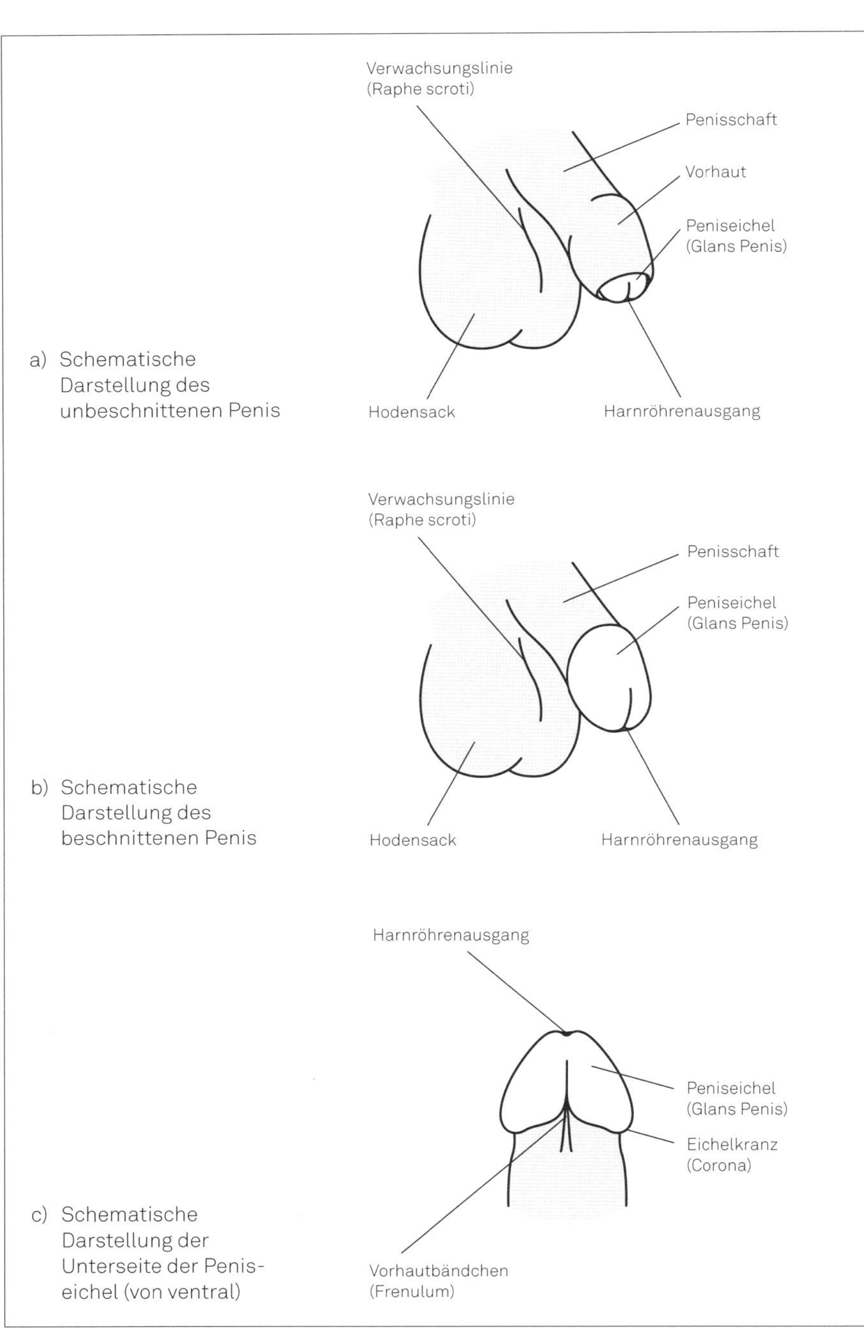

Abbildung 5: Aufbau des Penis und Hodensacks (Illustration: Denise Henning, © Hogrefe Verlag)

Die Erektion des Penis ist ein hämodynamischer Prozess, d.h., er basiert auf der Steigerung des Blutzuflusses bei gleichzeitiger Verminderung des Blutabflusses (vgl. Abbildung 6). Vom Gehirn werden bei einer sexuellen Stimulation parasympathisch Signale zu den erektionsspezifischen Regionen des Rückenmarks gesendet. Dadurch öffnen sich arterielle Blutgefäße, die einen Blutzufluss ermöglichen. Über eine Enzymkaskade wird schließlich zyklisches Guanosinmonophosphat (cGMP) synthetisiert. Ein hoher cGMP-Spiegel führt durch Erschlaffung der glatten Muskulatur zu einer

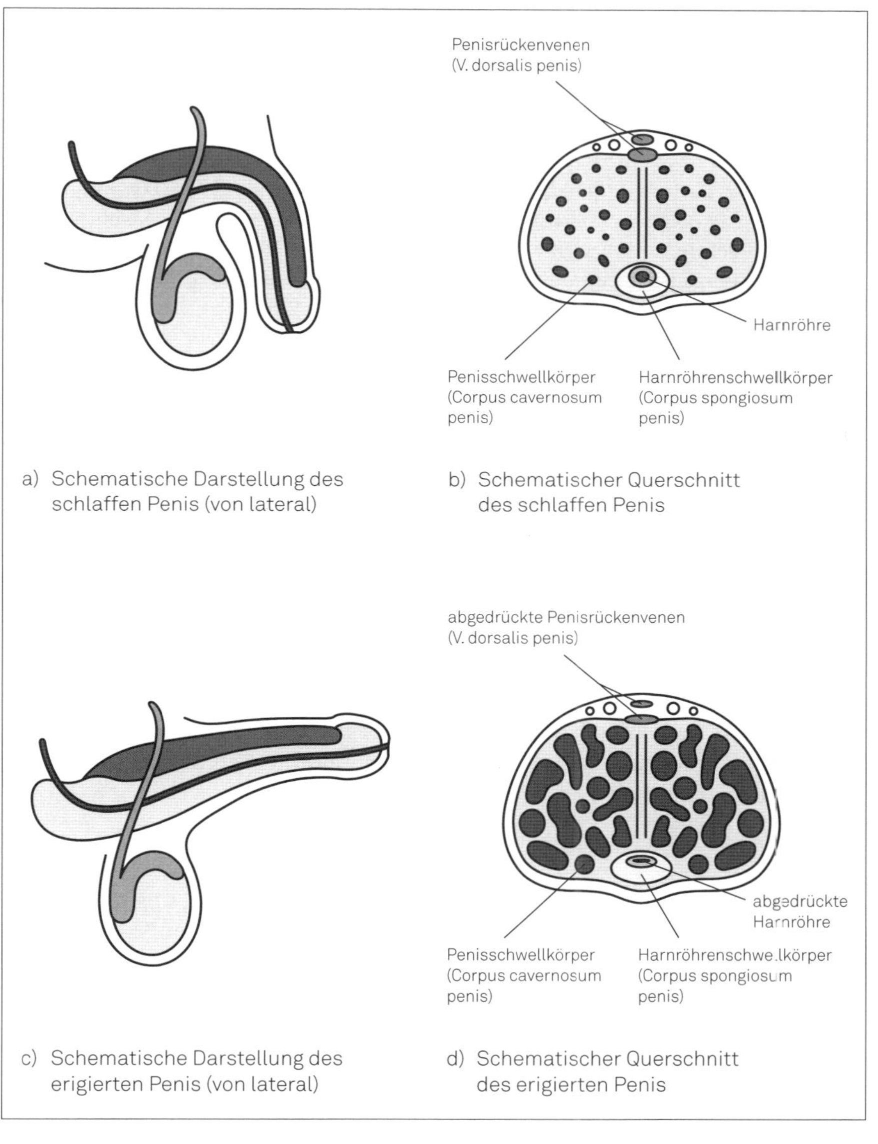

Abbildung 6: Ablauf der Erektion (Illustration: Denise Henning, © Hogrefe Verlag)

Erweiterung von Arterien (Vasodilatation), sodass vermehrt Blut in den Penis einströmen kann. Die Erektion wird verstärkt, indem die Beckenbodenmuskulatur Druck auf die Schwellkörper ausübt, sodass ein erhöhter Blutdruck in den Schwellkörpern aufgebaut werden kann. Diese Kompression bewirkt gleichzeitig ein Abdrücken venöser Blutgefäße im Penis, sodass der Blutabfluss gedrosselt und die Erektion gehalten wird. Der cGMP-Spiegel wird u. a. über das Enzym Phosphodiesterase-5 (PDE-5) reguliert. Nach einer Erektion erschlafft der Penis, indem weniger cGMP synthetisiert wird. Gleichzeitig baut das Enzym PDE-5 vorhandenes cGMP ab. Hier setzen PDE-5-Hemmer wie Sildenafil an, um die Erektion aufrechtzuerhalten (van Ahlen & Kliesch, 2009) (vgl. Kapitel 4.7).

4.2.2 Penisform und -größe

Häufig klagen Patienten über eine Unzufriedenheit mit ihrem Penis, vor allem bezüglich ihrer Penislänge. Obwohl mehr als die Hälfte der gegengeschlechtlich und gleichgeschlechtlich orientierten Männer (Johnston, McLellan & McKinlay, 2014) die Länge ihres Penis als durchschnittlich einstufen, sind viele dieser Männer trotzdem unzufrieden damit (Lever, Frederick & Peplau, 2006). Eine extreme Variante dieser Unzufriedenheit ist das sogenannte *Small Penis Syndrome*, welches Teil einer Körperdysmorphen Störung sein, aber auch unabhängig davon auftreten und zu Vermeidungsverhalten führen kann (Pastoor & Gregory, 2020).

Falls dieses Thema für einen Patienten relevant erscheint, bietet es sich an, die Größe des erigierten Penis zu erfragen und sie, falls unbekannt, vom Patienten zu Hause selbst nachmessen zu lassen. Die berichtete Länge wiederum kann dann in Relation zu Studien gesetzt werden, die von durchschnittlichen Penisgrößen berichten. Hier sollten vor allem Studien herangezogen werden, in denen die Penisgröße von medizinischem Personal gemessen wurde. Entsprechende Studien berichten von einer durchschnittlichen Länge des erigierten Penis von 13 bis 14 cm und einem durchschnittlichen Penisumfang bei Erektion von knapp 12 cm (King, 2020; Veale et al., 2015).

Die durchschnittliche Länge des erigierten Penis beträgt 13–14 cm

In Tabelle 4 sind Durchschnittswerte für Penisgrößen und -umfänge in Zentimeter aufgeführt, die in wissenschaftlichen Studien weltweit ermittelt wurden (angelehnt an Wylie & Eardley, 2007). Diese Zahlen können helfen, Befürchtungen bzgl. der Penisgröße zu relativieren.

Die Bedeutsamkeit der Penisgröße wird zudem von vielen Männern überschätzt. Eine umfangreiche Befragungsstudie mit über 52000 Teilnehmenden zeigte, dass die überwiegende Mehrheit der Frauen (85 %) mit der Penisgröße ihres Partners zufrieden ist, während nur 55 % der Männer eine Zufriedenheit mit ihrer Penisgröße berichteten. Dies spricht also für eine Diskrepanz in der Bedeutsamkeit, die der Penisgröße zugesprochen wird (Lever et al., 2006).

Falls über Unsicherheit oder Unzufriedenheit bezüglich des Aussehens des eigenen Penis geklagt wird, bietet es sich an, dass Patienten Penisbilder suchen und diese mit dem Aussehen des eigenen Penis vergleichen. Ziel ist die Erkenntnis, dass das Aussehen von Penissen sehr vielfältig sein kann. Hierbei sollte darauf geachtet werden, dass die Vergleichsreferenzen nicht aus pornografischen Materialien stammen.

Tabelle 4: Durchschnittswerte für Penisgrößen und -umfänge

Studienpopulation (Anzahl der Teilnehmer)	Nicht erigierter Zustand			Erigierter Zustand	
	Länge	Länge (gestreckt)	Umfang	Länge	Umfang (maximal)
Männer, Europa (*N* = 54)		13.0	8.6		
Homosexuelle Männer (*N* = 813)				16.4	12.6
Heterosexuelle Männer (*N* = 3 147)	9.8		9.4	15.6	12.2
Männer ohne Erektionsstörungen, Deutschland (*N* = 111)	8.6			14.5	
Männer mit Erektionsstörungen, Deutschland (*N* = 32)	9.2			14.2	
Männer, Italien (*N* = 3 300)	9	12.5	10.0		
Männer, Türkei (*N* = 200)	6.8	9.0		12.7	
Männer, Großbritannien (*N* = 104)		13.0			
Männer, Südkorea (*N* = 123)	6.9	9.6	8.5		

Exkurs: Beschneidung

Manche Männer berichten von sexuellen Problemen seit einer Beschneidung wie z.B. einer verzögerten Ejakulation aufgrund einer geminderten Sensitivität der Eichel. Durch die teilweise oder vollständige Entfernung der Vorhaut liegt die vormals geschützte Eichel des Penis frei. Eine Beschneidung ist z.B. bei einer Phimose (Vorhautverengung) medizinisch indiziert, bei der das Zurückziehen der Vorhaut nur unter Schmerzen oder gar nicht möglich ist. Die meisten Beschneidungen werden jedoch ohne medizinische Indikation aus religiösen, kosmetischen oder auch aus vermeintlich gesundheitlich-hygienischen Gründen vorgenommen (Stier, 2017). Studien zeigen, dass die Konsequenzen einer Beschneidung individuell unterschiedlich sein können: Während viele Männer keine oder sogar positive Veränderungen (z.B. subjektiv schöneres Aussehen des Penis) nach einer Beschneidung im Erwachsenenalter berichten, klagen andere über geminderte Sensitivität der Peniseichel, Erektions- oder Orgasmusprobleme (Fink, Carson & DeVellis, 2002).

4.2.3 Vielfältigkeit der sexuellen Reaktion

Das lineare Modell der sexuellen Reaktion (vgl. Kapitel 1.1) ist zum Einstieg in eine psychotherapeutische Behandlung bei vielen Männern mit sexuellen Funktionsstörungen hilfreich. Über dieses Modell hinaus sollte jedoch vermittelt werden, dass sich das sexuelle Erleben von Person zu Person, aber auch über die Zeit hinweg deutlich unterscheidet. So können mindestens drei Muster von sexuellem Verlangen und sexueller Erregung im Verlauf von sexuellen Begegnungen unterschieden werden (Busby, Leonhardt, Leavitt & Hanna-Walker, 2019):

- *Hohe Erregung bzw. hohes Verlangen:* Diese Männer erleben hohe Erregung und starkes Verlangen vor, während und z. T. auch nach dem Sex.
- *Mittlere Erregung bzw. mittleres Verlangen:* Diese Männer erleben während und nach dem Sex Erregung und Verlangen auf einem mittleren Niveau.
- *Fluktuierende Erregung bzw. fluktuierendes Verlangen:* Diese Männer beginnen Sex mit niedriger Erregung und geringem Verlangen, können diese beim Sex aber deutlich steigern.

Verschiedene Erregungsverläufe normal

Bei der Besprechung der sexuellen Reaktion mit den Patienten ist es wichtig, auf diese unterschiedlichen Verläufe hinzuweisen und deutlich zu machen, dass viele Männer (mit sexuellen Funktionsstörungen) ein Ausbleiben von (hoher) Erregung und Orgasmus erleben und dass ein Fehlen von sexuellem Verlangen im Vorfeld einer sexuellen Begegnung ebenfalls zum normalen Erleben von Männern dazugehört.

4.3 Körperübungen

4.3.1 Spiegelübungen

Spiegelübungen helfen bei negativen körperbezogenen Einstellungen

Oftmals hilft es Männern, die sich bezüglich ihrer Penisgröße unsicher sind, Spiegelübungen durchzuführen, bei denen sie sich nackt und von vorne im Spiegel betrachten, um zu einer realistischeren Einschätzung der eigenen Penislänge zu kommen. Da Männer ihren eigenen Penis oft aus der Vogelperspektive sehen – während Penisse anderer Männer, z. B. am Pissoir von der Seite betrachtet werden – kann der Betrachtungswinkel dazu führen, dass die eigene Penislänge unterschätzt wird.

Ganzkörperübungen sind hilfreich, wenn der Patient negative körperbezogene Einstellungen zeigt, die mit seinem sexuellen Problem zusammenhängen bzw. dieses begünstigen. Als Einstieg dienen Übungen, die von den Patienten in den Alltag eingebaut werden. Eine erste Übung besteht darin, dass die Patienten sich nach dem Duschen auf ganz bewusste Weise eincremen. Dabei wird die Aufmerksamkeit nacheinander auf einzelne Körperregionen (z. B. Arme, Beine, Bauch) gelenkt. Der Fokus liegt auf der Körperwahrnehmung, so sollen die Männer spüren, ob sich z. B. ihre Haut an verschiedenen Körperstellen unterschiedlich anfühlt. Sie sollen während der Übung auf alle aufkommenden Empfindungen, Gedanken und Gefühle achten. Als eine Variation der Übung achten die Patienten darauf, ob es Körperregionen gibt, die ihnen gefallen, die sie positiv bewerten oder für die sie Dankbarkeit empfinden. Bei der Nachbesprechung wird nicht nur der visuelle Sinneskanal einbezogen. Gleichermaßen kann es darum gehen, welche Körperbereiche aufgrund ihrer Gesundheit oder Funktionalität besonders geschätzt werden (z. B. starke Schultern oder kräftige Beine).

Im nächsten Schritt seifen die Patienten sich beim Duschen am ganzen Körper ein und achten dabei auf ihre Empfindungen. Bei der Nachbesprechung werden zunächst die konkreten Erfahrungen und Beobachtungen ausgewertet und anschließend mögliche Emotionen oder Kognitionen exploriert. Das Ziel dieser Übungen ist nicht, sexuelle Erregung oder besondere positive Empfindungen zu bewirken. Vielmehr geht es darum, die Körperwahrnehmung zu verbessern, positive Aspekte am eigenen Körper zu entdecken und das Körperbild über die rein visuelle Komponente hinaus zu erweitern.

4.3.2 Beckenbodenübungen

Ein Training des Beckenbodens kann die Fähigkeit des Mannes verbessern, die bei sexueller Aktivität beteiligten Muskelgruppen bewusst anzusteuern bzw. anzuspannen und zu entspannen. Während Beckenbodenübungen – nach ihrem Erfinder Arnold H. Kegel (1894–1981) auch Kegelübungen genannt – bei der Behandlung von sexuellen Funktionsstörungen bei Frauen oder im Rahmen der Schwangerschaftsrückbildung bereits etabliert sind, gibt es bislang wenige strukturierte Behandlungsprogramme für Männer. Wenn Beckenbodendysfunktionen für die Entstehung des sexuellen Störungsbildes relevant sind, bieten sich diese Übungen besonders an. Es gibt jedoch Hinweise darauf, dass Männer unabhängig von der Störungsgenese von diesen Übungen im Sinne einer verbesserten Erektionsfähigkeit oder verbesserter Kontrolle über den Zeitpunkt der Ejakulation profitieren können (de Carufel, 2016).

Das Perineum, auch Damm genannt, ist die Region zwischen After und Hodensack. Es wird hauptsächlich durch Muskeln gebildet, die zur Beckenbodenmuskulatur gehören. Mit ansteigender sexueller Erregung spannt sich dieser Teil der Muskulatur unwillkürlich an. Die Anspannung dieser Muskeln ist vielen Männern nicht bewusst. Eine Reihe praktischer Übungen kann helfen, diese Muskeln bewusst zu entspannen und somit eine bessere Kontrolle über den Zeitpunkt der Ejakulation zu erlangen.

1. *Wahrnehmen der Muskeln des Beckenbodens.* Die Beckenbodenmuskeln sind beteiligt, wenn der Mann bewusst versucht, den Urinstrahl anzuhalten oder kleine Bewegungen seines (erigierten) Penis zu vollziehen. Es kann hilfreich sein, wenn der Mann sich auf den Rücken legt und mit den Fingern die Dammregion berührt, während er den After kontrahiert. Die entsprechende Muskulatur ist dabei durch kleine Bewegungen unterhalb des Hodensacks spürbar. Alternativ kann sich der Mann auch auf einen gut aufgepumpten Sitzball setzen und das Becken vor- und zurückbewegen. Die Beckenbodenmuskulatur liegt dabei auf dem Ball auf und wird dadurch erfahrbar.
2. *Ansteuern der Muskeln im neutralen Zustand.* Der Mann wird gebeten, sich mit ausgestreckten und leicht gespreizten Beinen auf den Rücken zu legen. Er soll nun die Beckenbodenmuskeln für wenige Sekunden anspannen, kurz nachspüren und dann versuchen, sie noch etwas stärker anzuspannen. Anschließend sollen die Muskeln bewusst entspannt werden.
3. *Wahrnehmen und Ansteuern der Muskeln bei der Selbstbefriedigung.* Die bewusste Wahrnehmung der angespannten und entspannten Beckenbodenmuskeln wird im nächsten Schritt bei der Selbstbefriedigung geübt.
4. *Wahrnehmen und Ansteuern der Muskeln bei der Paarsexualität.* Schließlich lernt der Mann, den Beckenboden auch bei sexueller Aktivität mit der Partnerin oder dem Partner wahrzunehmen und bewusst zu steuern. Dies erfordert Übung. Daher macht es Sinn, dies zunächst während oraler oder manueller Stimulation durchzu-

führen. Schließlich kann der Mann auch versuchen, die Muskeln beim Geschlechtsverkehr wahrzunehmen und bewusst zu entspannen.

Weitere Übungen, die mit einem Training der Beckenbodenmuskulatur im Zusammenhang stehen, dienen einer verbesserten Wahrnehmung und Ansteuerung der Gesäßmuskulatur und der Beweglichkeit der Hüfte. Viele Männer verkrampfen bei sexueller Erregung das Gesäß, kneifen also die Pobacken zusammen, was negative Folgen für die Erektionsfähigkeit und für die Kontrolle über die Ejakulation haben kann. Der betroffene Mann sollte daher, zunächst in einer neutralen Situation, sein Gesäß bewusst an- und entspannen und dabei angeleitet werden, in sexuellen Situationen diese Muskulatur bewusst locker zu lassen.

Zusätzlich hat sich gezeigt, dass einige Männer dazu neigen, Stoßbewegungen beim Sex nicht durch Bewegungen des Beckens zu steuern, sondern ihren gesamten Körper „wie ein Brett" vor und zurückzubewegen. Um den betroffenen Mann für gezieltere Beckenbewegungen zu sensibilisieren, können zunächst Übungen im Vierfüßer-Stand bzw. auf den Knien (Katzenbuckel – Pferderücken) durchgeführt werden. Schließlich soll der Mann lernen, auch in anderen Positionen (im Stehen, im Unterarmstütz, auf der Seite liegend) das Becken bewusst nach vorne und hinten zu kippen. Diese Übungen können dann auch bei der Selbstbefriedigung und in der Paarsexualität angewendet werden. Mehr Informationen in englischer Sprache finden sich bei de Carufel (2016).

4.4 Kognitive Interventionen

Häufig weisen Männer mit sexuellen Funktionsstörungen eine Reihe typischer Denkfehler (kognitive Verzerrungen) oder dysfunktionaler Kognitionen in Bezug auf Sexualität im Allgemeinen oder ihre sexuelle Störung im Speziellen auf (vgl. Tabelle 5).

Tabelle 5: Dysfunktionale Kognitionen bezogen auf die sexuelle Funktionsfähigkeit

Denkfehler	Dysfunktionale Kognition
Schwarz-Weiß-Denken	Ich bin eine Null im Bett, weil meine Erektion nicht steif genug war.
Katastrophisieren	Wenn ich weiter so früh komme, dann trennt sich meine Frau von mir und ich bleibe für immer allein.
Abwerten des Positiven	Meine Partnerin hat zwar gesagt, dass ich gut im Bett bin. Das hat sie aber nur gesagt, um mich nicht zu verletzen.
Gedankenlesen	Mein Partner ist frustriert, weil ich es im Bett „nicht bringe".
Wunschdenken	Das Problem wird schon von selbst verschwinden.
Emotionale Beweisführung	Ich fühle mich aufgrund meiner Erektionsstörung wie ein Versager und deswegen ist das auch so.

Als ungünstig sind auch Kognitionen einzuschätzen, die die Verantwortung für befriedigenden Sex zu 100 % dem Patienten (z. B. „Ich muss meinen Partner befriedigen"), äußeren Umständen (z. B. „Ich kann nichts gegen mein Problem tun") bzw. der Partnerin oder dem Partner zuschreiben (z. B. „Meine Freundin muss einfach lernen, wie sie mich befriedigen kann"). Darüber hinaus können *Muss-Sätze* persönlichen Leidensdruck verstärken. Die entsprechenden Kognitionen beziehen sich meist auf die eigene Person, die Partnerin bzw. den Partner oder Sex im Allgemeinen. Eine Erarbeitung sexueller Muss-Sätze ist hilfreich, um dysfunktionale Kognitionen zu identifizieren und diese infrage zu stellen (vgl. Tabelle 6).

Tabelle 6: Beispiele für sexuelle „Muss-Sätze"

Ich muss beim Sex ...	Mein:e Partner:in muss beim Sex ...	Sex muss ...
• ... starke Lust haben. • ... immer eine Erektion bekommen können. • ... ein guter Liebhaber sein. • ... meine Partnerin zum Orgasmus bringen können. • ... nicht zu früh kommen.	• ... sich sexy anziehen. • ... wissen, was mich erregt und was nicht. • ... einen Orgasmus bekommen. • ... Lust auf Sex haben.	• ... Spaß machen. • ... leidenschaftlich sein. • ... spontan sein. • ... mit dem gleichzeitigen Orgasmus beider Partner enden. • ... aufregend sein.

Kognitive Interventionen auch beim Thema Sexualität anwendbar

Für eine Modifikation dieser Kognitionen werden Interventionen aus dem Bereich der kognitiven Therapie angewendet. Genauso kann diskutiert werden, wie hilfreich die jeweilige Aussage für eine Bewältigung des sexuellen Problems ist und welche Kognitionen als hilfreicher oder funktionaler angesehen werden. Die Spalten-Technik – auch ABC-Modell genannt – kann verwendet werden, um automatische Gedanken im Alltag zu protokollieren und zu hinterfragen (de Jong, 2009).

Ein beispielhafter Auszug aus einem Gedankenprotokoll wird in Abbildung 7 dargestellt. Ein derartiges Protokoll hilft, den Zusammenhang zwischen Bewertungen und Gefühlen bzw. Verhaltensweisen herzustellen. Die Erarbeitung alternativer Kognitionen kann, gerade wenn die Patienten mit dieser Technik noch nicht vertraut sind, in den Therapiesitzungen gemeinsam geschehen.

Anhand des individuellen Störungsmodells sowie Verhaltensanalysen typischer Problemsituationen kann die aufrechterhaltende Wirkung von leistungsbezogenen oder selbstabwertenden Kognitionen für das sexuelle Symptom verdeutlicht werden. Wird im Rahmen der Diagnostikphase eine Situationsanalyse angelehnt an das CBASP-Modell angewendet, kann diese im Anschluss aufgegriffen und Lösungen erarbeitet werden (Brakemeier et al., 2013).

5-Spalten-Technik				
Auslösende Situation	**Bewertende automatische Gedanken**	**Konsequenzen („Consequences“)**	**Alternative Gedanken**	**Alternative Konsequenzen**
Mein Partner und ich hatten Sex und ich hatte wieder einen frühen Samenerguss.	• Er ist bestimmt enttäuscht, dass ich schon wieder nicht durchhalten konnte! • Was stimmt nur nicht mit mir? Alle anderen können doch auch viel länger! • Wenn es so weitergeht, wird sich mein Partner trennen.	• Gefühle: Hoffnungslosigkeit, Frustration • Verhalten: Schlafsachen anziehen und versuchen einzuschlafen, damit keine Nachfragen kommen.	• Ich war sehr erregt, weil ich ihn so heiß finde! • Ich bin ja jetzt in Psychotherapie, mal sehen, ob mein Problem nicht in ein paar Monaten besser geworden ist. • Mein Partner liebt mich, auch wenn ich beim Sex früh komme.	• Gefühle: Geborgenheit, Hoffnungsvoll • Verhalten: Wir kuscheln weiter, ich masturbiere meinen Partner und nach 15 Minuten bemerke ich, dass ich die nächste Erektion bekomme, und wir starten Runde zwei.
Wir liegen abends im Bett, kuscheln und küssen uns.	• Sie will bestimmt Geschlechtsverkehr. Hoffentlich bekomme ich dieses Mal eine Erektion. Was, wenn nicht? Was, wenn es dieses Mal wieder nicht klappt? • Wenn ich keinen hochkriege, bin ich ein Versager!	• Gefühl: Angst • Physiologische Reaktion: schnellerer Herzschlag, keine Erektion • Verhalten: Körperliche Nähe beenden, umdrehen, Licht ausschalten.	• Wie schön, dass wir uns körperlich nah sind. Sie findet mich auch ohne Erektion anziehend. • Sex ist mehr als nur Penetration. Wenn ich keine Erektion bekommen sollte, dann befriedige ich sie eben mit meiner Hand. • Meine Männlichkeit ist nicht abhängig von meiner Erektion!	• Gefühle: Weniger Angst, Erleichterung, Freude über körperliche Intimität • Körperempfindungen: Entspannung des Körpers • Verhalten: Wir streicheln weiter und ich streichle ihre Klitoris mit meiner Hand bis meine Partnerin einen Höhepunkt erlebt.

Abbildung 7: Beispiele für die Anwendung der 5-Spalten-Technik bzw. des ABC-Modells bei sexuellen Funktionsstörungen

Fallbeispiel 1: Herr A. (Forts.) – Überprüfung dysfunktionaler Kognitionen

- *Gedanke 1: Sie will Sex.*
  Hilfreich? ☐ Ja ☒ Nein
  Denkfehler? ☒ Ja ☐ Nein → *Gedankenlesen*
  Alternativer Gedanke
  - Nur weil sie sich ankuschelt, heißt das nicht, dass sie direkt Sex möchte.
  - Körperliche Nähe muss nicht immer zu Sex führen.
- *Gedanke 2: Wenn ich keine Erektion bekomme, ist der Hochzeitstag ruiniert.*
  Hilfreich? ☐ Ja ☒ Nein
  Denkfehler? ☒ Ja ☐ Nein → *Übergeneralisierung*
  Alternativer Gedanke
  - Wir hatten einen schönen Tag und daran würde auch eine ausbleibende Erektion nichts ändern.
  - Ich sollte meiner Frau sagen, was in mir vorgeht.
- *Gedanke 3: Dieser Leistenbruch hat mich einfach „kaputt gemacht". Ich bin kein richtiger Mann mehr.*
  Hilfreich? ☐ Ja ☒ Nein
  Denkfehler? ☒ Ja ☐ Nein → Willkürliches Schlussfolgern
  Alternativer Gedanke
  - Nur, weil ich ein Mann bin, muss ich nicht durchgehend Lust auf Sex haben oder immer eine Erektion bekommen. Ich möchte versuchen, mich auf Situationen einzulassen und nicht davor zu fliehen.

Überprüfung des Verhaltens
Ich hätte gerne die Umarmung genossen und den Morgen entspannter begonnen. Ich möchte die Nähe meiner Frau nicht immer vermeiden, nur weil ich denke, dass sie mit mir schlafen möchte. Ich möchte klarer mitteilen, was ich will.

Take-Home-Message
- Ich interpretiere in Annäherungsversuche einer Frau den Wunsch nach Sex rein.
- So tue ihr vielleicht damit unrecht und bekomme auch nicht die Nähe, die ich mir wünsche. Ich möchte meiner Frau sagen können, wann und warum ich mich unwohl fühle.
- Männer dürfen auch Schwäche zeigen und müssen nicht immer Lust auf Sex haben.

Die hier dargestellten kognitiven Interventionen sind nicht speziell für die Behandlung sexueller Funktionsstörungen. Vielmehr können eine Vielzahl kognitiver Methoden, wie z. B. Disputationstechniken, Gedankenprotokolle oder Verhaltensexperimente, für den Bereich der Sexualität adaptiert und auf sexuelle Probleme angewendet werden. Empfehlenswert ist dabei ein wertschätzender und validierender Umgang mit etwaigen dysfunktionalen Kognitionen. So sind diese zumeist im Kontext der Lebensgeschichte bzw. der Erfahrungen des Patienten verständlich und sollten als nachvollziehbare, wenn auch wenig hilfreiche, Interpretationen gewürdigt werden.

Dysfunktionale Kognitionen häufig aus Lerngeschichte nachvollziehbar

4.5 Paarübungen

4.5.1 Sensualitätsübungen

4.5.1.1 Indikation, Ziele und Rahmenbedingungen

Die in der klassischen Sexualtherapie nach Masters und Johnson als zentral angesehenen partnerschaftlichen Streichelübungen sind auch unter den Begriffen Sensualitätsübung oder *sensate focus* bekannt. Seit ihrer ersten Beschreibung durch Masters und Johnson in den Jahren 1966 und 1970 haben die Sensualitätsübungen eine Weiterentwicklung durch viele Sexualforscher:innen und -therapeut:innen erfahren. Dies ist unter anderem dem Umstand geschuldet, dass Masters und Johnson keine ausführlichen Darstellungen der Übungen, ihrer Modifikationen sowie der konkreten Zielsetzungen schriftlich publizierten (Linschoten, Weiner & Avery-Clark, 2016).

Vertrauen und Offenheit sind wichtig für Sensualitätsübungen

Da Sensualitätsübungen eine Partnerin oder einen Partner benötigen, besteht eine *Indikation* insbesondere für Patienten, die sich in einer Partnerschaft befinden. Auch Personen mit wechselnden oder mehreren Partner:innen können diese Übungen durchführen. Die jeweilige Partnerschaft sollte jedoch längerfristig bestehen und das Verhältnis durch ausreichend Vertrauen und Offenheit geprägt sein.

Als optimal gilt ein paartherapeutisches Setting, um die Übungen vor- und nachzubereiten. Aber auch in der Einzeltherapie können die Übungen so erklärt werden, dass Patienten die genaue Umsetzung in ihrer Partnerschaft besprechen können. Dieses Vorgehen kann zudem zu einer Verbesserung der sexuellen Kommunikation beitragen. Für eine erfolgreiche Anwendung der Übungen sollten Patienten und Partner:innen darüber informiert werden, dass die Übungen ausreichend Zeit erfordern. Als Faustregel gilt, dass für Sensualitätsübungen zweimal die Woche mindestens je eine Stunde Zeit benötigt wird. In Partnerschaften mit Kindern sollte auf eine ungestörte Atmosphäre geachtet werden – dies kann im Zweifel eine Kinderbetreuung erfordern und somit eine finanzielle Belastung bedeuten.

Während Vertreter:innen der klassischen Sexualtherapie ein Koitusverbot für die Dauer der Sensualitätsübungen aussprachen, wird dies heutzutage variabel gehandhabt. Aus psychotherapeutischer Sicht bietet es sich an, die Vor- und ggf. Nachteile eines zeitweisen Verzichtes auf Geschlechtsverkehr vom Paar selbst geleitet entdecken zu lassen. Die Vorteile des Koitusverzichts bestehen darin, dass Druck und Ängste abgebaut und die Übungen konzentriert durchgeführt werden können. Gerade wenn Versagensängste die sexuelle Störung aufrechterhalten und diese Ängste sich darauf beziehen, beim Geschlechtsverkehr eine Erektion zu bekommen oder aufrechtzuerhalten bzw. nicht zu früh (oder zu spät) zum Orgasmus zu kommen, bietet sich ein Verzicht auf diese sexuelle Praktik an. Ob außerhalb der Sensualitätsübungen (z.B. an einem anderen Tag) Geschlechtsverkehr durchgeführt wird, sollte ebenfalls besprochen werden. Um häufige „Rückschläge“ bzw. das häufige Wiederauftreten des sexuellen Problems zu vermeiden, empfiehlt sich jedoch auch hier ein genaues Abwägen der Chancen und Risiken gemeinsam mit den betroffenen Personen. Zum Vorbesprechen des Koitusverzichts ist bei einer Einzeltherapie ein Paargespräch sinnvoll.

Die ersten Stufen der Sensualitätsübungen werden vor allem von Patienten mit Erektionsstörungen oft als hilfreich erlebt. Durch den Koitusverzicht wird bei diesen Patienten die Assoziation von körperlicher Nähe bzw. Sex und Penetration aufgelöst. Dies kann zum Nachlassen der Versagensängste führen, sodass es den Patienten leichter fällt, sich zu entspannen. Nicht selten erleben Männer mit einer situativen Erektionsstörung – die nur in bestimmten Situationen, also meist nicht bei der Selbstbefriedigung auftritt – bei den ersten Stufen der Sensualitätsübungen eine Erektion. Dieser paradoxe Effekt kann auch bei Menschen mit verringertem sexuellem Verlangen auftreten. Das bewusste Verzichten auf Geschlechtsverkehr führt dann dazu, dass Anzeichen von sexuellem Interesse stärker wahrgenommen werden.

Ziele der Sensualitätsübungen sind nicht Erregung und Orgasmus, sondern Erkunden und Kennenlernen

Ziele der Sensualitätsübungen sind nicht Erregung, Erektion, Orgasmus oder Ejakulation, sondern den Fokus der Sexualität weg von Penetration und Leistung hin zu einem Erkunden, Kennenlernen, Wahrnehmen des eigenen Körpers und den als angenehm erlebten Empfindungen zu verändern. In diesem Sinne können Sensualitätsübungen als Übungen zur Steigerung der Achtsamkeit verstanden werden: Körperliche Berührungen können zunächst wahrgenommen ohne direkt (negativ) bewertet zu werden. Weitere Ziele der Übungen bestehen in einer Verbesserung der sexuellen Kommunikation, dem Kennenlernen erregender Stimulationstechniken oder auch im „Sich-fallen-Lassen“ bzw. der Steigerung der Entspannung. Sensualitätsübungen werden daher auch als eine Variante der systematischen Desensibilisierung bezeichnet. Darüber hinaus können Sensualitätsübungen helfen, festgefahrene sexuelle Routinen zu durchbrechen, Verhaltensexperimente durchzuführen oder sexuelle Ressourcen zu entdecken. Aufrechterhaltende Faktoren der sexuellen Funktionsstörung (z.B. ein negatives Körperbild) sollten bei der Planung und Durchführung der Übungen berücksichtigt werden.

4.5.1.2 Durchführung

Zur Durchführung eines Übungsdurchganges wird eine Stunde Zeit benötigt. Die praktische Übung kann dabei ungefähr eine halbe Stunde dauern, der Rest der Zeit ist der Vorbereitung und Nachbesprechung gewidmet. Das Paar darf sich auch für eine längere Übungszeit entscheiden; ein kürzerer Zeitrahmen ist jedoch nicht empfehlenswert. Das Setzen eines zeitlichen Rahmens ist sinnvoll, da dieser eine bessere Planbarkeit ermöglicht, Sicherheit gibt und verhindert, dass die Übungsdauer jedes Mal neu ausgehandelt werden muss.

Die Übung wird vorbereitet, indem z.B. für eine angenehme Atmosphäre im Schlafzimmer gesorgt wird. Dabei ist vor allem auf eine passende Temperatur zu achten. Keine der Personen sollte bei der Durchführung der Übungen frieren. Leben weitere Personen (z.B. Kinder oder andere Angehörige) im Haushalt, kann es sinnvoll sein, die Schlafzimmertür abzuschließen. Eventuell empfinden es die Personen auch hilfreich, vorher noch einmal auf die Toilette zu gehen und sich zu waschen bzw. zu duschen.

Nun übernimmt die im Vorfeld festgelegte Person den aktiven Part und beginnt entsprechend der jeweiligen Übungsstufe die andere Person zu streicheln. Wichtig ist, dass der aktive Part so streichelt, wie er oder sie es hinsichtlich Druck und Geschwindigkeit für angemessen hält. Dem passiven Part wird die Aufgabe zuteil, die Berührungen bewusst wahrzunehmen und sich soweit möglich zu entspannen. Nach Ablauf der vereinbarten Zeit, meist zwischen 10 und 15 Minuten, werden die Rollen gewechselt. Alternativ kann es auch zwei Rollenwechsel geben, sodass zunächst die Körperrückseite beider Personen gestreichelt wird und dann für die Körpervorderseite erneute Wechsel stattfinden. Dies ist zu empfehlen, wenn eine Person dazu neigt, in der passiven Rolle sehr müde zu werden oder sogar einzuschlafen.

Nach Durchführung der praktischen Übung tauscht sich das Paar darüber aus, wie sie die Übung erlebt haben. Ist die sexuelle Kommunikation des Paares als problematisch einzuschätzen oder traut sich das Paar den Feedbackprozess zu Beginn nicht ohne psychotherapeutische Unterstützung zu, so kann dieser Teil der Übung auch auf den Beginn der nächsten gemeinsamen Therapiesitzung gelegt werden. In diesem Fall empfiehlt es sich, dass sowohl der Patient als auch seine Partnerin bzw. sein Partner direkt im Anschluss an die Übung die erlebten Körperempfindungen, Gedanken und Gefühle schriftlich festhalten und diese Unterlagen mit in die Sitzung bringen. Ein entsprechender Auswertungsbogen für Paarübungen ist bei Velten und Zarski (2022) zu finden.

Für alle Sensualitätsübungen gilt das Prinzip der Selbstverantwortung (Hauch, 2019): Passive Partner:innen sollen zu jedem Zeitpunkt unangenehme oder unerwünschte Berührungen mitteilen und ggf. zum Beenden auffordern. Das Wissen darum, dass die passive Person ein klares „Stopp" ausspricht, wenn etwas unangenehm ist, entlastet den aktiven Part davon, übervorsichtig zu sein oder für die passive Person mitzudenken. Zudem gibt diese Regel der passiven Person die Sicherheit, dass ihre Grenzen gewahrt werden. Sensualitätsübungen werden als schrittweise Übungssequenz angewendet (vgl. Tabelle 7).

Der sexuelle Höhepunkt ist nicht das Ziel dieser Übungen, kann aber dabei auftreten. Gerade wenn der Mann unter einem vorzeitigen Samenerguss leidet, sollte dieser Punkt im Vorfeld angesprochen und im Übungsablauf berücksichtigt werden (vgl. Kapitel 4.6.3).

Paare starten mit Übung Streicheln 1

Paare sollten die Übungen in Stufe 1 beginnen, damit die aktiven und passiven Rollen ohne Leistungsdruck eingeübt werden können. Anders als einige Patienten annehmen, gilt eine Übung nicht automatisch als bewältigt, wenn es zu einer Erektion oder zum Orgasmus gekommen ist. Vielmehr stehen das angstfreie Erleben der aktiven und passiven Rolle, das Halten an Absprachen und die bewusste Wahrnehmung der Körperempfindungen im Vordergrund. Präferenzen für die aktive oder passive Rolle sind dabei normal. Dennoch sollte es beiden Personen möglich sein, auch die andere Rolle ohne ausgeprägte negative Gefühle (z. B. Scham) einzunehmen.

Zur nächsten Stufe wird übergegangen, wenn das Paar die Übung routiniert durchgeführt hat und neugierig auf die nächste Stufe ist. Psychotherapeut:innen ist zu empfehlen, dass sie – wie bei den meisten sexuellen Themen – neutral bleiben: Es kann viele Gründe haben, weshalb ein Paar länger für eine Stufe benötigt, während ein anderes Paar die Übungen schnell durchläuft. Ein besonders schnelles Fortschreiten zur nächsten Übungsstufe ist daher nicht immer erstrebenswert.

Tabelle 7: Stufen der Sensualitätsübungen

Stufe	Erläuterung und Ziele
Streicheln 1	Die Partner:innen streicheln sich, ohne die Genitalien zu berühren. Dadurch wird es dem Paar ermöglicht, in entspannter Atmosphäre nicht genitalen Körperkontakt wahrzunehmen und zu spüren, wie es sich anfühlt, an anderen Körperstellen als den Genitalien berührt und gestreichelt zu werden.
Streicheln 2	Die Partner:innen streicheln sich gegenseitig unter Einbezug der Genitalien, ohne diese jedoch besonders zu fokussieren oder gezielt Erregung erzeugen zu wollen. Erregung kann dennoch auftreten. Ziel ist es, den Paaren intensiveren Körperkontakt zu ermöglichen, ohne für Leistungsdruck zu sorgen. Die Paare erfahren, dass eine Berührung der Genitalien möglich ist, ohne dass eine Penetration stattfinden oder ein Orgasmus auftreten muss.
Streicheln 3	In dieser Stufe soll mit der Erregung gespielt und die Berührungen stärker auf den Genitalbereich der anderen Person ausgerichtet werden. Das erkundende Streicheln ermöglicht es, den Körper und die Reaktionen der anderen Person besser kennenzulernen. Ein Orgasmus ist weiterhin nicht das Ziel der Übung.
Einführen des Penis	In dieser Stufe wird der Penis zum ersten Mal eingeführt. Bei gemischtgeschlechtlichen Paaren geht es hierbei um das Einführen in die Vagina, bei gleichgeschlechtlichen Paaren kann diese Übung jedoch auch beim Anal- oder Oralverkehr angewendet werden (vgl. Kapitel 4.5.1.4). Dabei streicheln beide einander zunächst abwechselnd, wie in Stufe 3 beschrieben. Dann legt sich der Mann auf den Rücken und die Partnerin bzw. der Partner begibt sich über ihn, um die Geschwindigkeit und die Tiefe des Einführens selbst zu kontrollieren. Im Gegensatz zum Oralverkehr kann sich das Einführen des Penis besonders beim Analverkehr, aber auch beim Vaginalverkehr bei einer Teilerektion als schwierig gestalten. Dies sollte im Zweifel mit dem Paar im Voraus besprochen werden. Nach einiger Zeit wird die Verbindung wieder gelöst und das Paar entscheidet gemeinsam, ob sich beide allein oder gemeinsam – ohne Penetration bzw. Geschlechtsverkehr – zum Höhepunkt stimulieren wollen. Das Paar sollte darauf vorbereitet werden, dass ein Erschlaffen des Penis bei dieser Übung zu erwarten ist.
Geschlechtsverkehr mit Variationen	In dieser Stufe kann das Paar nach Einführen des Penis mit verschiedenen Arten der Beckenbewegungen, Stellungen und Stimulationsarten experimentieren.

Spätere Übungsstufen individualisieren

Die letzten Übungsstufen werden in Absprache mit dem Patienten ausgewählt und ggf. modifiziert. Dabei ist besonderes Augenmerk auf die individuelle Störungsproblematik zu legen und störungsspezifische Interventionen sind ergänzend anzuwenden. Gerade bei verzögertem oder ausbleibendem Orgasmus kann die Nutzung von Sexspielzeug zur Steigerung der Erregung hilfreich sein.

4.5.1.3 Vor- und Nachbereitung der Übungen

Sensualitätsübungen werden in den Sitzungen vor- und nachbereitet. Durch eine vertiefte Exploration von Körperempfindungen, Gedanken und Gefühlen wird der betroffene Mann bzw. das Paar zu einer Reflexion der Erfahrungen angeregt (vgl. Tabelle 8). Das Auftreten bzw. Nicht-Auftreten von Symptomen der sexuellen Funktionsstörung (z. B. Entstehen oder Nachlassen der Erektion) im Rahmen der Übungen kann helfen, die Aufrechthaltung des Problems zu verstehen. In Paarsitzungen wird zudem die sexuelle Kommunikation angeregt.

Tabelle 8: Hinweise zur Nachbesprechung von Sensualitätsübungen

Themenbereich	Mögliche Fragen
Körperempfindungen	• Was haben Sie wahrgenommen als Sie am [Körperteil] berührt wurden? • Welche Berührungen haben Sie als besonders angenehm erlebt?
Gedanken und Gefühle	• Welche Gedanken gingen Ihnen vor der Übung durch den Kopf? • Was ging Ihnen durch den Kopf, während Sie die aktive bzw. passive Rolle eingenommen haben? • Wie haben Sie die Übung im Nachhinein bewertet? • Haben Sie bestimmte Gefühle vor, während und nach der Übung bei sich wahrgenommen? • Gab es bei dieser Übung etwas, was Sie als besonders schwierig erlebt haben?
Aktive und passive Rolle	• Welche Erfahrungen haben Sie mit der aktiven bzw. passiven Rolle gemacht? • Die Übernahme welcher Rolle haben Sie sich leichter bzw. schwerer vorgestellt? • Wie war es für Sie, die Rolle einzunehmen, von der Sie dachten, dass Sie Ihnen leichter bzw. schwerer fällt?
Rahmenbedingungen	• Wie haben Sie es geschafft, Zeit und Raum für die Übungen zu schaffen? • Welche Rahmenbedingungen waren für Sie besonders hilfreich, um die Übung gut durchzuführen? • Was würden Sie an den Rahmenbedingungen beim nächsten Mal verändern oder verbessern?
Sexuelle Kommunikation	• Wie haben Sie Ihrem Gegenüber ohne Worte signalisieren können, wenn Ihnen etwas gefallen bzw. nicht gefallen hat? • Wie haben Sie verbal äußern können, was Ihnen besonders gut oder schlecht gefallen hat? • War es Ihnen möglich mitzuteilen, wenn Ihnen etwas unangenehm war? • Welche Rückmeldungen von Ihrer Partnerin bzw. Ihrem Partner haben Sie als hilfreich bzw. weniger hilfreich erlebt?

Dabei sollte die Beschreibung der Berührungen und Körperempfindungen von der Bewertung als gut oder schlecht, angenehm oder unangenehm, getrennt werden.

Paare werden vor allem für die Durchführung der Übungen sowie dafür, sich auf neue Erfahrungen eingelassen zu haben, verstärkt. Im späteren Verlauf der Übungen kann es jedoch hilfreich sein, zusätzlich zu explorieren, welche Berührungen als erregend oder angenehm erlebt wurden. Eine adäquate Exploration von aufgetretenen Problemen hilft, die Rolle der sexuellen Symptomatik in der Paardynamik besser einzuschätzen und liefert wichtige Informationen für die weitere Therapieplanung (vgl. Kapitel 4.10).

Nachbesprechung nicht auf Leistungsaspekte (Orgasmus/Erregung) fokussieren

4.5.1.4 Anwendung bei verschiedenen Zielgruppen

Personen mit Intelligenzminderung oder Autismus. Auch wenn die Studienlage zu Sensualitätsübungen bei Patient:innen mit Lernbehinderung oder diagnostizierbaren Intelligenzminderungen bislang dünn ist, erscheint eine Anwendung durchaus möglich (Linschoten et al., 2016). Viele Menschen mit Intelligenzminderungen haben ebenso sexuelle Bedürfnisse und wünschen sich eine sexuelle Beziehung. Der Mangel an sexuellen Gelegenheiten bzw. das Fehlen von sexuellen Erfahrungen können jedoch zu Versagensängsten oder zu einem sehr eingeschränkten sexuellen Repertoire führen. Gepaart mit sexueller Aufklärung können Sensualitätsübungen in einfacher Sprache vorgestellt und erfolgsversprechend mit Männern bzw. Paaren mit Intelligenzminderung eingesetzt werden. Klinische Beschreibungen lassen eine Anwendung der Übungen durch Personen mit Autismus-Spektrumstörungen ebenfalls sinnvoll erscheinen.

Gleichgeschlechtliche Paare. Es existieren keine publizierten Anleitungen zur Durchführung von Sensualitätsübung bei Patient:innen, die sich als Teil einer sexuellen Minderheit identifizieren. Die vorhandene wissenschaftliche Literatur, aber auch klinische Erfahrung zeigt, dass Sensualitätsübungen problemlos auf Männer in gleichgeschlechtlichen Partnerschaften angepasst werden können. Bei den späteren Übungsstufen ist jedoch eine Anpassung sowohl auf sprachlicher Ebene als auch bei der genauen Umsetzung der Übung nötig. Die Vorlieben des Paares sind dabei unbedingt zu berücksichtigen. So gibt es gleichgeschlechtliche Paare, die aus diversen Gründen keinen Analverkehr ausüben (möchten) bzw. nie ausgeübt haben und ihre Sexualität als erfüllend sowie befriedigend beschreiben. Hier gilt es, ausgehend von den Wünschen und Zielvorstellungen des Paares, praktische Übungen zu entwickeln bzw. die letzten Stufen der Sensualitätsübungen auszulassen oder inhaltlich zu modifizieren.

Trans Patient:innen. Auch in der ICD-11 wird zwischen weiblichen und männlichen sexuellen Funktionsstörungen unterschieden, welche jeweils bestimmte anatomische Merkmale repräsentieren. Jedoch sehen sich nicht alle Patient:innen in dieser binären Nomenklatur repräsentiert. Faktisch sind die Begriffe für trans Frauen (Mann-zu-Frau trans), die keine chirurgische Angleichung ihrer Genitalien vornehmen ließen bzw. nicht vornehmen lassen möchten, nicht zutreffend. Hier kann sich eine Belastungsprobe der psychotherapeutischen Beziehung ergeben, wenn einer trans Patientin eine „männliche" Erektionsstörung vergeben werden soll. In diesen Fällen ist es besonders wichtig, am Ende der Probatorik die Diagnose zu erläutern und zu erklären, dass für die Aufnahme einer Psychotherapie eine Diagnose nach ICD vergeben werden muss. Der Patientin sollte erklärt werden, dass nicht die Geschlechtsinkongruenz infrage gestellt wird, sondern dass die Nomenklatur der ICD berufsrechtlich bindend ist. Zudem treffen hier mit hoher Wahrscheinlichkeit Männlichkeitsmythen im Zusammenhang mit der sexuellen Problematik nicht zu, weshalb weitere Faktoren und sexuelle Mythen in der diagnostischen Phase eruiert werden sollten. Mit trans Patient:innen können die Sensualitätsübungen wie oben beschrieben durchgeführt werden.

4.5.2 Sexuelle Kommunikation

Die Verbesserung von partnerschaftlicher Kommunikation kann ein wichtiges Ziel von Paartherapie sein, unabhängig davon, ob es um ein sexuelles Problem geht oder nicht. Positive sexuelle Kommunikation beinhaltet neben der Beachtung allgemeiner Kommunikationsregeln die Fähigkeit, sexuelle Themen konstruktiv in der Partnerschaft zu besprechen. Auch wenn das Paarsetting zur Arbeit an Kommunikationsmustern optimal scheint, kann auch im Einzelsetting daran gearbeitet werden. Sexuelle Kommunikation ist nicht nur in monogamen Partnerschaften wichtig. Auch in anderen Konstellationen (z. B. offene oder polyamore Beziehungen, Singles mit wechselnden Partner:innen) ist es nützlich, sich über sexuelle Belange offen auszutauschen und sexuelle Schwierigkeiten zu benennen.

Offene Kommunikation über sexuelle Grenzen oder Tabus ist innerhalb und außerhalb fester Partnerschaften nötig. Ein Gespräch über sexuelle Vorlieben sollte daher auch immer *No-Gos* bzw. alle sexuellen Praktiken umfassen, die nicht gewünscht werden. Dabei müssen sexuelle Tabus zunächst nicht begründet werden. Gerade in festen Partnerschaften kann es jedoch sinnvoll sein, sich darüber auszutauschen, warum bestimme Dinge (z. B. Oral- oder Analsex, bestimmte Positionen oder sexuelle Hilfsmittel) Tabu sind. Darüber hinaus gilt, dass sich sexuelle Grenzen auch während einer sexuellen Begegnung verändern können. Daher muss in jedem Fall sichergestellt werden, dass beide Personen mit den (zuvor vielleicht besprochenen) sexuellen Handlungen weiterhin einverstanden sind. Gleichzeitig gilt, dass Einverständnis nur freiwillig, ohne Druck, gegeben werden kann. Im englischen Sprachraum hat sich für Einverständnis bzw. Consent das Akronym FRIES bewährt: Dementsprechend sollte ein Einverständnis freiwillig gegeben (*F*reely given), veränderlich bzw. umkehrbar (*R*eversible), informiert (*I*nformed), enthusiastisch (*E*nthusiastic) und spezifisch (*S*pecific) sein.

Vielen Menschen fällt es schwer, Gefühle, wie Angst oder Scham auszudrücken oder sich verletzlich zu zeigen. Dazu kommt vor allem in längeren Partnerschaften die Befürchtung, die Partnerin bzw. den Partner durch Formulierung konkreter sexueller Wünsche zu verunsichern oder zu verletzen. Sexuelle Vorlieben zu offenbaren oder als problematisch erlebte Aspekte des Sexuallebens anzusprechen, erfordert Mut und Vertrauen. Außerhalb fester Partnerschaften stellt sich derartige Kommunikation oft noch schwieriger dar, weil befürchtet werden muss, die andere Person zu verschrecken bzw. nicht davon ausgegangen werden kann, dass das Gegenüber Zeit und Mühe in die Überwindung des sexuellen Problems investieren möchte. Bei der Frage danach, ob es vor diesem Hintergrund überhaupt lohnt, sich in Bezug auf sexuelle Dinge zu offenbaren, lohnt sich die Gegenfrage: Was verliere ich, wenn ich diesen wichtigen Teil von mir verschweige?

Weitere Hindernisse können einer offenen und ehrlichen Kommunikation über Sexualität im Weg stehen (Mintz, 2017). So gehen viele Männer davon aus, dass sie schon wissen, was Ihre Partnerin oder Ihr Partner in Bezug auf das Sexualleben denken (z. B. „Mein Partner ist total gefrustet") oder für welche sexuellen Praktiken ihr Gegenüber offen ist oder nicht (z. B. „Das würde meine Frau *nie* mitmachen!"). Die Kommunikationstipps in Tabelle 9 können helfen, Paarkommunikation über Sexualität gelingen zu lassen (Hutcherson, 2006; Mintz, 2017).

Tabelle 9: Tipps für gelingende sexuelle Kommunikation

1. Drücken Sie aus, was Sie wollen.	Um Ihre sexuellen Wünsche zu kommunizieren, ist es entscheidend, herauszufinden, was Ihnen wichtig ist. Es kann helfen, sich klarzumachen, dass jede Person das Recht auf sexuelle Vorlieben hat. Das trifft auf Sie genauso zu wie auf Ihre Partnerin oder Ihren Partner.
2. Beginnen Sie Sätze mit „Ich" und nicht mit „Du".	Das Sprechen in „Ich-Form" hilft dabei, Wünsche zu fokussieren und nicht vermeintliche Fehler des Gegenübers bloßzustellen (z. B. „Ich würde mir wünschen, dass wir häufiger Oralsex haben, das ist sehr erregend für mich" anstatt „Du hast nie Lust, mir einen zu blasen").
3. Sprechen Sie über Kommunikation.	Gerade bei schwierigen Themen, über die das Reden schwerfällt, kann es helfen, dies offen anzusprechen: „Da gibt es etwas, über das ich mit dir sprechen möchte. Ich habe ein wenig Angst, dass du vielleicht verletzt oder ärgerlich reagierst. Weil mir unsere Beziehung so wichtig ist, möchte ich dieses Thema trotzdem ansprechen."
4. Suchen Sie das Fünkchen Wahrheit.	Im Eifer des (Streit-)Gefechts kann es leicht passieren, dass wir Punkte unseres Gegenübers direkt abwehren und auf unserem Standpunkt beharren. Gerade wenn wir mit einer sehr vertrauten Person diskutieren, hilft es, sich vor Augen zu führen, dass wir die Person sehr schätzen und dass es womöglich ein Fünkchen Wahrheit in ihren Äußerungen gibt. Dies wahrzunehmen und anzuerkennen kann hitzige Diskussionen abkühlen.
5. Spiegeln Sie zurück, was Sie hören.	Mit eigenen Worten zurückzumelden, was man von den Äußerungen der Partnerin oder des Partners verstanden hat, ist ein sehr wirkungsvolles Mittel, um Missverständnisse zu vermeiden. Wenn Sie darüber hinaus noch anerkennen, welche Gefühle das Gegenüber ausdrückt (z. B. „Ich verstehe, dass du wütend bist, weil ..."), kann sich die Streitkultur grundlegend verbessern.
6. Drücken Sie aus, was Sie am Gegenüber schätzen.	Gerade in längeren Partnerschaften passiert es häufig, dass wir aufhören, uns gegenseitig zu sagen, was wir aneinander schätzen. Wenn Sie versuchen wollen, eine Atmosphäre der Wertschätzung (wieder) zu etablieren, ist es hilfreich, wenn Sie konkret sind. In Bezug auf die Sexualität kann das heißen, konkret mitzuteilen, was Ihnen gefällt und nicht bei allgemeinen Aussagen (z. B. „Du bist gut im Bett") zu bleiben.

In Bezug auf die Kommunikation über Sexualität und sexuelle Probleme gibt es verschiedene Schwerpunkte (Mintz, 2017), die sich nicht nur in Bezug auf die behandelte Thematik, sondern auch im Hinblick auf die Rahmenbedingungen unterscheiden.

Partnerschaftliche Gespräche über Sexualität sollten in einer neutralen Situation stattfinden

Küchentisch-Gespräche. Gespräche über sexuelle Schwierigkeiten, aber auch über sexuelle Fantasien und Wünsche, sollten am besten in einer neutralen Situation, also außerhalb des Schlafzimmers, stattfinden. Der Küchentisch ist dabei kein Muss; ein Sofa, eine längere Autofahrt oder ein Spaziergang sind ebenso geeignet. Die Rahmenbedingungen sollten jedoch stimmen: Genug Zeit, eine private Umgebung und ausgeglichene Stimmung sind gute Voraussetzungen, um über persönliche Themen zu sprechen. Im Rahmen solcher Gespräche können sexuelle Wünsche offen und ehrlich geäußert werden. Vorschläge sollten möglichst konkret formuliert und so ausgedrückt werden, dass es sich um Wünsche, nicht um Forderungen handelt. Auch wenn Negatives nicht verschwiegen werden sollte, bietet es sich im Bereich der Sexualität an, eher Positives zu betonen (z. B. „Ich wünsche mir, dass wir mehr ...") als Kritikpunkte aufzuzählen (z. B. „Es stört mich, wenn du X oder Y machst ..."). Bei Küchentisch-Gesprächen gelten selbstverständlich gleiche Rechte für beide Personen. Auch wenn eine Person das Thema Sexualität einbringt, sollte die Partnerin oder der Partner auch nach eigenen sexuellen Wünschen gefragt werden.

Lass uns Sex haben. Gerade in langjährigen Partnerschaften oder wenn kleine Kinder im Haus sind, kann es hilfreich sein, sich bewusst zum Sex zu verabreden. Entgegen der Annahme, dass Sex spontan und aus dem Moment heraus geschehen sollte, ist das bei vielen Paaren nur selten der Fall. Es spricht also nichts dagegen, bereits im Vorfeld zu besprechen, wann beide sich vorstellen können, miteinander intim zu werden.

Erotische Nachrichten senden. Sexuelle Kommunikation kann – z. B. bei der Verabredung zu einer sexuellen Begegnung – als erweitertes Vorspiel dazu dienen, erotische Stimmung entstehen zu lassen oder die Vorfreude auf eine sexuelle Begegnung zu steigern. Ob diese Nachrichten nun per SMS, E-Mail, Dating-App oder auf Post-it-Zetteln übermittelt werden, ist nebensächlich. Vielmehr dient diese Form der Kommunikation dazu, eine intime Atmosphäre entstehen zu lassen und das sexuelle Interesse auszudrücken.

Sexuelle Kommunikation kann auch nonverbal stattfinden

Im Eifer des Gefechts. Viele Männer sind sich unsicher darüber, wie sie Wünsche beim Sex kommunizieren können. Viele Menschen haben die dysfunktionale Überzeugung, dass sie sich beim Sex ohne Worte verstehen sollten und es die Stimmung zerstöre, beim Sex zu reden. Tatsächlich gibt es jedoch eine Reihe von Möglichkeiten, *im Eifer des Gefechts* zu kommunizieren. Zunächst kann der Mann die Hand seines Gegenübers führen und zu den Körperstellen bewegen, an denen er sich Berührungen wünscht. Indem er die Hand führt, können Geschwindigkeit und Druck den eigenen Vorlieben angepasst werden. Durch Seufzen und Stöhnen kann vermittelt werden, welche Berührungen als besonders angenehm erlebt werden. Dies ist jedoch nur dann wirkungsvoll, wenn die andere Person auch aufmerksam für diese nonverbalen Hinweise ist. Natürlich kann auch während einer sexuellen Begegnung gesprochen werden. Kurze Hinweise darauf, was einer Person gefällt (z. B. „Das fühlt sich toll an", „Weiter so", „Hör' nicht auf"), oder Instruktionen wie „Schneller" oder „Langsamer" können helfen, das sexuelle Erleben zu verbessern. Paare können sich auch entscheiden, genauer auszudrücken, was sie tun wollen oder was sie sich wünschen. So kann es durchaus hilfreich sein, konkret anzusprechen, was man als Nächstes tun möchte.

In sexuell erregtem Zustand ist es sehr wichtig, das Gegenüber nicht zu der eigenen, bevorzugten Praktik überreden zu wollen. Es gilt, ein „Nein" in jedem Fall zu akzeptieren. Menschen haben unterschiedliche sexuelle Grenzen, die vielleicht manchmal nicht ohne Erklärung nachvollziehbar sind. Wenn über sexuelle Grenzen bzw. ein „Nein" gesprochen werden soll, bieten sich die bereits erwähnten Küchentisch-Gespräche an.

Ein „Nein" beim Sex muss akzeptiert werden

Nachglimmen. Viele Paare erleben es als angenehm, direkt im Anschluss an eine sexuelle Begegnung noch ein wenig Zeit damit zu verbringen, das Erlebte gemeinsam zu verarbeiten und zu besprechen. Dazu kann es gehören, sich gegenseitig zu fragen „Wie war der Sex dieses Mal für dich?" oder noch einmal bewusst herauszustellen, was als besonders erregend erlebt wurde. Die Erinnerungen an das Geschehene sind noch frisch, was es erleichtern kann, über konkrete Praktiken zu sprechen. Aber auch Schwierigkeiten oder Wünsche für zukünftige sexuelle Begegnungen können in einer offenen und wertschätzenden Weise besprochen werden.

4.6 Störungsspezifische Besonderheiten

4.6.1 Hypoaktives sexuelles Verlangen

Bei einem deutlich reduzierten sexuellen Verlangen können Interventionen aus dem Bereich der Sensualitätsübungen sowie der körperlichen Selbsterfahrung zum Einsatz kommen. Erregungs- und Orgasmusfähigkeit sind jedoch bei vielen Männern mit reduziertem Verlangen nicht beeinträchtigt. Daher führen diese Übungen allein in vielen Fällen nicht zum Ziel. Die Arbeit mit dem Kreislaufmodell der sexuellen Reaktion (Basson, 2000) kann in diesen Fällen helfen, Annäherungsziele für sexuelle Aktivität zu identifizieren, und kann es dem Mann erleichtern, Rahmenbedingungen zu schaffen, die für das Erleben von sexuellem Verlangen förderlich sind. Ein Kernaspekt dieses Modells ist die Unterscheidung zwischen spontanem und erwecktem sexuellem Verlangen: Letzteres kann beim Sex entwickelt und kultiviert werden und entsteht vor allem dann, wenn der Mann sich auf die sexuelle Situation einlassen kann und so stimuliert wird, dass es für ihn erregend ist (für mehr Informationen zum Kreislaufmodell und zur Behandlung von verringertem sexuellen Verlangen siehe Velten, 2018).

Verringertes sexuelles Verlangen tritt bei Männern häufig in partner- bzw. situationsbezogener Form auf. Das bedeutet, dass sich viele Männer mit dieser Symptomatik durchaus regelmäßig selbst befriedigen und auch sexuelles Verlangen für Personen bzw. sexuelle Aktivitäten spüren, die innerhalb fester Partnerschaften nicht befriedigt werden (Nobre, Carvalho & Mark, 2020). Eine sorgfältige Exploration des zeitlichen Verlaufs der Symptomatik sowie partnerschaftsbezogener Rahmenbedingungen ist entscheidend, um auslösende und aufrechterhaltende Faktoren zu identifizieren.

Während Studien mit Männern noch ausstehen, haben sich achtsamkeitsbezogene Interventionen für die Steigerung sexuellen Verlangens bei Frauen als wirksam erwiesen. Eine regelmäßige Achtsamkeitspraxis kann helfen, die Wahrnehmung von sexuellen Impulsen und Gedanken im Alltag zu fördern (Michalak, Heidenreich & Williams, 2022). Spezifischer sind jedoch Übungen, die im Rahmen sexueller Aktivität durchgeführt werden: Dabei werden die betroffenen Personen dazu ermuntert, sich ganz bewusst auf die körperlichen Empfindungen beim Sex (bzw. bei der Selbstbefriedigung) zu konzentrieren und diese bewusst wahrzunehmen. Eine Verbesserung der Achtsamkeit kann somit vor allem hilfreich sein, wenn Männer berichten, dass sie beim Sex häufig abgelenkt sind oder sich durch Sorgen oder andere negative Gedanken beeinträchtigt fühlen.

Wenn ein verringertes sexuelles Verlangen damit einhergeht, dass die aktuell gelebte Sexualität (z. B. innerhalb einer Partnerschaft) als wenig erregend oder als langweilig erlebt wird, kann der Einsatz sexueller Fantasien, erotischer Videos oder Sexspielzeug mit dem Mann bzw. dem Paar erwogen werden.

4.6.2 Erektionsstörungen

Das Ausbleiben oder Nachlassen einer Erektion als normales Vorkommnis akzeptieren

Wesentliches Ziel in der Behandlung von Erektionsstörungen ist es, dem Mann die Erfahrung zu ermöglichen, dass eine Erektion beim Sex entstehen, abklingen und erneut entstehen kann. Das Ausbleiben oder Nachlassen der Erektion soll dadurch weniger als Katastrophe interpretiert (z. B. „Was für eine Blamage", „Jetzt ist alles vorbei", „Ich bin ein Versager"), sondern vielmehr als normales Vorkommnis akzeptiert werden. Der Aufbau eines alternativen Verhaltensrepertoires unterstützt den Mann und das Paar dabei, das Nachlassen der Erektion nicht automatisch mit dem Ende der sexuellen Begegnung gleichzusetzen. Dabei ist es hilfreich, die Dichotomie von Sex (Geschlechtsverkehr) und Vorspiel (andere sexuelle Aktivitäten, wie Oralverkehr oder manuelle Stimulation) infrage zu stellen. Die Erarbeitung eines emotional-kognitiven Störungsmodells (vgl. Kapitel 2.6) ist nützlich, um die Rolle von sexueller Stimulation, Aufmerksamkeit und Versagensängsten für das Erleben von sexueller Erregung und Erektion zu verdeutlichen.

4.6.2.1 Teasing allein

Interventionen für Erektionsstörungen sind so aufgebaut, dass Männer zunächst bei der Selbstbefriedigung und dann auch im Rahmen der Paarsexualität das Kommen, Gehen und Wiedererlangen der Erektion erfahren können. Sogenannte Teasing-Übungen werden dabei zunächst bei der Selbstbefriedigung und dann gemeinsam mit der Partnerin bzw. dem Partner durchgeführt. Zunächst befriedigt sich der Mann selbst, bis eine Erektion entsteht. Dann pausiert er die Stimulation und wartet, bis die Erektion wieder abgeklungen ist. Er nimmt dann die Stimulation wieder auf und wiederholt diese Prozedur etwa dreimal. Anschließend darf der Mann sich, wenn gewünscht, bis zur Ejakulation stimulieren. Bei dieser Übung soll kein erregendes Material (z.B. Pornografie) eingesetzt werden. Vielmehr konzentriert sich der Mann bewusst auf die erotischen Körperempfindungen und bemüht sich um körperliche Entspannung.

4.6.2.2 Teasing als Paar

Wenn dieser Übungsschritt gut gelingt, kann die Übung gemeinsam mit der Partnerin oder dem Partner durchgeführt werden. Dabei übernimmt das Gegenüber die Stimulation des Penis und stoppt jeweils, wenn eine Erektion eingetreten ist. Schließlich kann diese Therapiemethode auch in die vierte und fünfte Stufe der Sensualitätsübungen (vgl. Kapitel 4.5.1) eingebaut werden. Dabei wird zunächst durch manuelle Stimulation des Penis eine Erektion hervorgerufen und die Partnerin bzw. der Partner so stimuliert, dass sie bzw. er sich bereit fühlt, den Penis aufzunehmen. Die Partnerin bzw. der Partner führt den Penis dann ein und verzichtet auf weitere Bewegungen. Das Paar verweilt so lange ohne Bewegungen, bis die Erektion nachlässt. Dies kann dazu führen, dass der Penis herausrutscht. Anschließend findet eine erneute Stimulation des Penis statt und nach Entstehung einer weiteren Erektion, wird das Vorgehen wiederholt.

Der nächste Übungsschritt besteht nun darin, dass die Partnerin bzw. der Partner nach Einführen des Penis sanfte, nicht fordernde Beckenbewegungen durchführt. Dies kann z.B. in der Reiterposition geschehen. Sollte auch dies gut gelingen, wird diese starre Routine aufgelöst und das Paar wird dazu ermuntert, mit verschiedenen Positionen zu experimentieren. Ein Orgasmus bzw. eine Ejakulation des Mannes ist dabei möglich, sollte aber nicht das Ziel der Übung sein. Der Mann wird bei diesen Übungen dazu ermuntert, sich bewusst auf erregende Reize (z.B. den Körper der Partnerin, erregende Körperempfindungen) zu konzentrieren.

4.6.3 Vorzeitige Ejakulation

Bei der Behandlung von vorzeitigem Samenerguss werden Techniken eingesetzt, die zu einer Verbesserung der Ejakulationskontrolle führen sollen. Dazu zählen vor allem die Stopp-Start-Methode und die Squeeze-Technik. Diese Methoden gehen auf Semans zurück und wurden von Masters und Johnson (1970) beschrieben. Der betroffene Mann macht sich bei der Selbstbefriedigung mit den Techniken zur Ejakulationskontrolle (Velten & Özdemir, 2021) vertraut und wendet diese während der letzten Stufen der Sensualitätsübungen (vgl. Kapitel 4.5.1) gemeinsam mit der Partnerin bzw. dem Partner an. Dabei lernt der Mann die Stärke seiner Erregung anhand einer Erregungskurve von 0 (keine Erregung) bis 10 (Ejakulation/Orgasmus) einzuschätzen und den sogenannten *Point of no Return*, also den Punkt, an dem die Ejakulation nicht mehr aufgehalten werden kann, wahrzunehmen (z.B. bei 8 auf der Erregungskurve).

Die hier beschriebenen Techniken ermöglichen es dem Mann, die Stärke seiner Erregung während sexueller Aktivität wahrzunehmen und so zu beeinflussen, dass er den Zeitpunkt der Ejakulation hinauszögern und besser kontrollieren kann. Diese Techniken werden in der Regel im Rahmen einer umfassenden Sexualtherapie angewandt und können mit anderen Interventionen kombiniert werden.

4.6.3.1 Vorbereitung der Techniken

Häufig berichten Männer mit vorzeitigem Samenerguss über ein fehlendes Kontrollerleben in Bezug auf den Zeitpunkt der Ejakulation. Zur Verbesserung der Ejakulationskontrolle ist es wichtig, dass der Mann lernt, seine Erregungskurve während sexueller Aktivitäten (z. B. Küssen, Streicheln des Körpers, Stimulation des Penis) zu beobachten und wahrzunehmen, wenn der Drang zur Ejakulation ansteigt. Zur Verdeutlichung kann eine modifizierte Variante des Modells der sexuellen Reaktion herangezogen werden (de Carufel, 2016; Masters & Johnson, 1966).

Abbildung 8 dient der Psychoedukation und verdeutlicht die verschiedenen Phasen der Erregung, die im Verlauf einer sexuellen Situation durchlaufen werden können. Das Ziel der Behandlung ist es, die Wahrnehmung für die unterschiedlichen Zonen zu verbessern. Dabei sollen Männer vor allem zwischen der Zone der mittleren Erregung (z. B. Erregungsstufe 2 bis 7) und der Gefahrenzone differenzieren lernen. In Letzterer ist das Genusserleben häufig besonders groß, der Ejakulationsreflex wird jedoch sehr leicht ausgelöst.

Um eine vorzeitige Ejakulation zu verhindern, versuchen viele betroffene Männer, stimulierende Berührungen ihres Körpers und vor allem des Penis zu verhindern und richten das Vorspiel darauf aus, die Partnerin bzw. den Partner zu erregen. Diese Strategie ist problematisch, da der Mann keine Gelegenheit erhält, sich an stimulierende Berührungen und ein sanftes Ansteigen der Erregung zu gewöhnen. Vielmehr stellen das Einführen des Penis sowie erste koitale Bewegungen dann besonders intensive Reize dar, die zu einem extremen Anstieg der Erregung, dem Gefühl des Kontrollverlustes sowie zur ungewollten Ejakulation führen.

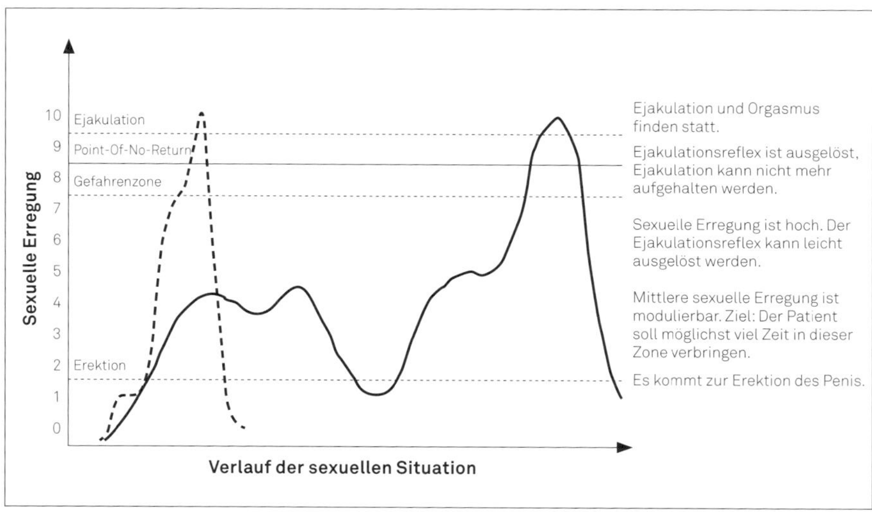

Abbildung 8: Erregungskurve eines Mannes mit vorzeitigem Samenerguss vor (gestrichelte Linie) und nach (durchgezogene Linie) einer erfolgreichen psychotherapeutischen Behandlung

Aus diesem Grund lernt der Mann mit den Techniken zur Ejakulationskontrolle sowie in den ersten Stufen der Sensualitätsübungen, Berührungen und ein Ansteigen der Erregung zuzulassen. Durch den zunehmenden Einbezug des Penis in die Zärtlichkeiten des Paares lernt der Mann seine Erregungskurve besser kennen und kann sich an die Stimulierung des Penis gewöhnen. Dabei lernt der Mann, den Drang zur Ejakulation so zu steuern, dass Berührungen des Penis, das Einführen in die Partnerin bzw. den Partner sowie Bewegungen beim Geschlechtsverkehr ohne Ejakulation möglich sind.

4.6.3.2 Stopp-Start-Technik

Wird diese Technik im Paarkontext angewendet, lässt das Paar durch direkte Berührungen des Penis eine Erektion entstehen. Dabei nimmt das Paar eine Position ein, bei der die Partnerin bzw. der Partner die männlichen Genitalien bequem stimulieren kann. Der Mann sagt Bescheid bzw. gibt ein Zeichen, wenn er spürt, dass sich seine Erregung der Gefahrenzone nähert. Bei den ersten Durchgängen gibt der Mann besonders frühzeitig Bescheid (z. B. bei einer Erregung von 6 auf der 10er-Skala), um rechtzeitig vor dem *Point of no Return* die Stimulierung zu stoppen. Die Stimulierung wird dann pausiert, bis die Erregung deutlich nachgelassen hat. Ein Nachlassen oder Verschwinden der Erektion ist dabei kein Problem. Dann wird die Stimulierung fortgesetzt, bis die Erregung erneut deutlich zugenommen hat und das Ganze wiederholt.

Bei weiteren Übungsdurchgängen soll die Dauer und Intensität der manuellen Stimulation gesteigert werden. Dabei kann ein Gleitmittel eingesetzt werden, was dafür sorgt, dass sich die Berührungen dem Geschlechtsverkehr ähnlicher anfühlen. Zudem soll der Mann seine Erregung etwas stärker ansteigen lassen (z. B. auf 7 von 10) bevor die Stimulierung pausiert wird. Als weitere Variante wird die Stimulierung nicht vollständig gestoppt, sondern nur verändert, um ein Absinken der Erregung zu erreichen. Dies kann durch langsamere Bewegungen, geringeren Druck oder einen Fokus auf weniger empfindsame Bereiche des Penis erzielt werden.

Bewältigt der Mann zwei bis drei Durchgänge dieser Übung bzw. insgesamt 15 Minuten ohne Samenerguss, wird der nächste Schritt vollzogen. Dieser besteht im Einführen des Penis in der sogenannten Reiterstellung. Dazu legt sich der Mann auf den Rücken, die Partnerin bzw. der Partner hockt oder setzt sich über ihn und führt den Penis ein. Ohne Beckenbewegungen soll der Mann sich an das Gefühl gewöhnen. Steigt die Erregung stark an wird die Vereinigung aufgelöst. Nach Absinken der Erregung wird der Ablauf wiederholt und der Penis wieder eingeführt. Wenn das Einführen regelmäßig gelingt, darf der Mann gerade so viele Beckenbewegungen ausführen, dass die Erektion erhalten bleibt, während sich das Gegenüber noch nicht bewegen soll. Sobald der Mann hierbei den Ejakulationsprozess sicher unter Kontrolle hat, kann auch die Partnerin bzw. der Partner Beckenbewegungen ausführen.

Gelingt auch dies, nimmt das Paar eine seitliche Position, die sogenannte Löffelchenstellung, ein. Dabei können beide ihrem Erregungsgrad entsprechend reagieren. Der Mann kann, sobald seine sexuelle Erregung zu sehr ansteigt, seine Beckenbewegungen oder die Penetration unterbrechen.

Die Stopp-Start-Methode rechtzeitig anwenden

Die Stopp-Start-Methode muss zeitig genug angewendet werden, d.h. bevor der Punkt erreicht wird, von dem an der Ejakulationsprozess unbeeinflussbar abläuft. Daher ist es hilfreich, dass der Mann lernt, die Empfindungen im Körper (z.B. schnellerer Herzschlag, Wärmegefühl) und den Genitalien (z.B. Pulsieren, Steifheit des Penis) wahrzunehmen, die mit geringer, mittlerer und hoher Erregung verbunden sind.

Besteht keine Partnerschaft bzw. möchte der Mann zunächst allein an seinem sexuellen Problem arbeiten, kann die Stopp-Start-Technik auch bei der Selbstbefriedigung angewendet werden. Dabei sollte der Mann auf stimulierendes Material (z.B. Pornos) verzichten und besonders auf die Wahrnehmung seiner Körperempfindungen achten. Da viele Männer jedoch bei der Selbstbefriedigung keinen vorzeitigen Samenerguss erleben, ist eine Anwendung dieser Technik im Paarkontext besonders wichtig für den Behandlungserfolg.

4.6.3.3 Squeeze-Technik

Ergänzend zur Stopp-Start-Methode kann die Squeeze-Technik eingesetzt werden. Diese Variante ist empfehlenswert, wenn der oben beschriebene Ablauf nicht zum gewünschten Erfolg führt bzw. das Absinken der Erregung ohne Stimulation nicht zuverlässig funktioniert. Spürt der Mann ein Ansteigen der Erregung bzw. den Drang zur Ejakulation, wird die Stimulation gestoppt. Nun wendet der Mann selbst oder sein Gegenüber die Squeeze-Technik an (vgl. Abbildung 9).

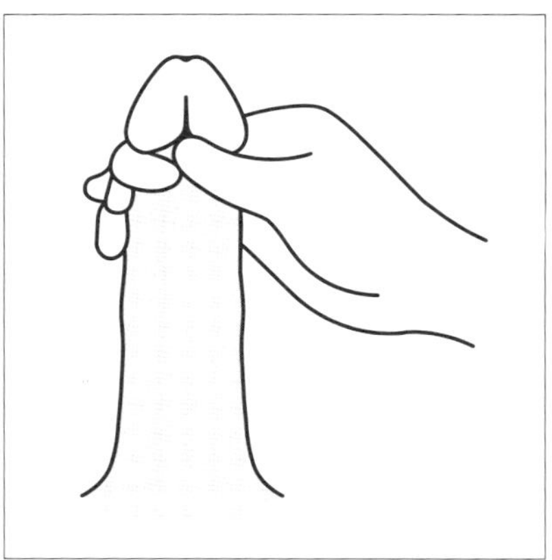

Abbildung 9:
Schematische Darstellung der Squeeze-Technik (Illustration: Denise Henning, © Hogrefe Verlag)

Dabei werden Daumen und Zeigefinger ringförmig unterhalb des Eichelrands geschlossen, sodass die zwei Fingerspitzen auf das Vorhautbändchen (Frenulum) aufdrücken. Bei Männern, die nicht beschnitten sind und deren Vorhaut nicht zurückgezogen ist, kann der Rand der Eichel ertastet werden. Eine zweite Möglichkeit ist es, die Spitze des Zeigefingers auf das Vorhautbändchen und den Daumen auf die Oberseite (dorsale Seite) des Eichelrands zu legen. Daumen und Finger werden dann 3 bis 4 Sekunden lang zusammengedrückt, was den Drang zur Ejakulation verringert. Während die erste Fingerstellung leichter durch Partnerinnen ausgeübt werden kann, berichten viele Männer, dass die zweite Fingerstellung leichter bei der alleinigen

Durchführung angewandt werden kann. Ein Nachlassen der Erektion ist in diesem Zusammenhang auch möglich. Nach etwa 15 bis 30 Sekunden Pause kann mit der Stimulation des Penis bzw. der sexuellen Aktivität fortgefahren werden. Squeeze-Technik und Stimulation werden für eine Dauer von 15 Minuten abgewechselt bis der Mann zur Ejakulation kommt. Um die Anwendung dieser Technik zu erlernen, kann der betroffene Mann die Stärke des anzuwendenden Drucks verdeutlichen, indem er seine Finger über die Finger der Partnerin bzw. des Partners legt und den Druck vorgibt.

4.6.3.4 Hinweise zur Durchführung

Ziel: Zwei bis drei Durchgänge von ansteigender und absinkender Erregung erleben

Techniken zur Verbesserung der Ejakulationskontrolle sollten mehrmals die Woche über einen mehrwöchigen Zeitraum durchgeführt werden. Das Ziel ist, dass der Mann bzw. das Paar zwei bis drei Durchgänge von ansteigender und absinkender Erregung erleben kann. Am Ende einer Übung können der Mann und seine Partnerin bzw. sein Partner sich gegenseitig bis zum sexuellen Höhepunkt stimulieren, wenn sie dies wünschen. Um erreichte Erfolge längerfristig aufrechtzuerhalten, führt der Mann eine modifizierte Stopp-Start-Technik regelmäßig bei der Selbstbefriedigung durch. Eine Rückkehr zu sehr zielgerichteter Stimulation und einer Ejakulation innerhalb kürzester Zeit kann die Fortschritte beim Geschlechtsverkehr gefährden. Ebenso ist es sinnvoll, dass das Paar bei der gemeinsamen Sexualität im Austausch ist und herausfindet, welche sexuellen Stimulationsarten, Techniken und Positionen für beide befriedigend sind und gleichzeitig ein ausreichendes Zeitfenster bis zur Ejakulation erlauben. Eine achtsame Wahrnehmung der eigenen Erregung kann dem Mann dabei helfen, sexuelle Aktivitäten so zu variieren, dass die Erregung langsam ansteigt bzw. länger auf einem mittleren Niveau gehalten werden kann. Ergänzend kann das Paar thematisieren, ob und wie die Partnerin oder der Partner des betroffenen Mannes auch ohne Erektion zum Orgasmus stimuliert werden kann und möchte.

4.6.4 Verzögerte Ejakulation

Die Behandlung ist abhängig von Symptomen und aufrechterhaltenden Faktoren

Die Behandlung dieses Störungsbildes ist von der vorliegenden Symptomkonstellation sowie den aufrechterhaltenden Faktoren abhängig. Treten die Schwierigkeiten mit der Ejakulation nur beim Sex, jedoch nicht bei der Selbstbefriedigung auf, sollte der Fokus auf die Förderung der sexuellen Kommunikation gelegt werden. Dabei wird der betroffene Mann dabei unterstützt, seiner Partnerin bzw. seinem Partner gegenüber auszudrücken, welche Art der Stimulation für ihn besonders erregend ist. Dies kann sowohl verbale als auch nonverbale Kommunikation während der sexuellen Aktivität beinhalten (vgl. Kapitel 4.5.2). Zudem sollte besprochen werden, welche Vorteile es haben kann, besonders erregende sexuelle Fantasien auch beim gemeinsamen Sex einzusetzen. In Situationen, in denen die Symptomatik auch bei der Selbstbefriedigung auftritt, wird der Behandlungsfokus zunächst auf die körperliche Selbsterfahrung (vgl. Kapitel 4.3) gelegt.

Paargespräche sind vor allem dann hilfreich, wenn Enttäuschung, Verunsicherung oder Frustration der Partnerin oder des Partners – oft verbunden mit der Frage „Findest du mich nicht mehr attraktiv?“ – die Paarbeziehung oder die sexuelle Funktionsfähigkeit des Mannes negativ beeinflussen.

4.7 Pharmakologische Behandlung

4.7.1 Hypoaktives sexuelles Verlangen

Liegt der Reduktion des sexuellen Verlangens eine hormonelle Problematik zugrunde, so sollte diese behandelt werden. Bei fehlenden somatischen Auffälligkeiten stehen aktuell keine pharmakologischen Behandlungsoptionen zur Verfügung (Reisman & Nobre, 2021).

4.7.2 Erektionsstörung

Medikamente der Wirkstoffe Sildenafil, Vardenafil und Tadalafil sind selektive PDE-5-Hemmer. Als kompetitive Antagonisten reduzieren sie die Abbaurate von cGMP, sodass der cGMP-Spiegel erhöht bleibt. Damit PDE-5-Hemmer zu einer Erektion beitragen können, sind sexuell stimulierende Reize sowie die parasympathische Signalweiterleitung zur Entstehung einer Erektion notwendig. PDE-5-Hemmer führen daher nur in Kombination mit sexueller Stimulation und Entspannung zu einer Erektion (Hatzimouratidis et al., 2010).

Im Allgemeinen sind PDE-5-Hemmer gut verträglich, können aber – wie jegliche Medikation – Nebenwirkungen mit sich bringen. Als häufigste Nebenwirkungen sind Kopfschmerzen, Flush, Dyspepsie und Schwindel bekannt. Eine seltene, aber schwerwiegende Nebenwirkung ist eine Durchblutungsstörung im Bereich des Sehnervs: Patienten, die eine plötzliche Sehstörung unter PDE-5-Hemmer-Einnahme erleiden, sollten die Medikation unmittelbar absetzen und sofort ärztliche Hilfe aufsuchen. Obwohl viel diskutiert, konnte kein erhöhtes Herzinfarktrisiko unter PDE-5-Hemmer-Einnahme beobachtet werden. Dennoch sind Medikamente dieser Wirkgruppe z. B. nach kürzlich erlittenen Herzinfarkten, Schlaganfällen oder unkontrollierten Arrhythmien kontraindiziert.

Während Sensualitäts- oder Teasing-Übungen sollten PDE-5-Hemmer nicht eingesetzt werden, da – analog zur Expositionstherapie von Angststörungen – sonst die Gefahr besteht, dass eine erfolgreiche Bewältigung der Übungen auf die Medikation attribuiert und das Selbstwirksamkeitserleben beeinträchtigt wird. Patienten, die PDE-5-Hemmer einnehmen und eine Erektion erleben, berichten oft von einer Erleichterung, dass eine Erektion überhaupt möglich ist. Auf diese Erleichterung folgt jedoch häufig Enttäuschung oder Frustration, da keine dauerhafte Medikation erwünscht ist. Manche Patienten suchen eine Psychotherapie auf, nachdem sie eine Zeit lang PDE-5-Hemmer eingenommen haben. Ein Grund für die Aufnahme einer Psychotherapie kann darin bestehen, dass eine situative Einnahme der Medikation in zeitlichem Abstand vor geplantem sexuellem Verhalten als unpraktisch oder schwer durchführbar erlebt wird. Andere Patienten berichten, dass sie keine Tabletten einnehmen wollen oder eine bei bestimmten Präparaten nötige tägliche Einnahme für umständlich halten.

Exkurs

Besonders unter MSM ist die nasale Inhalation von Amylnitriten, ugs. „Poppers“, verbreitet. Amylnitrite haben, ebenso wie PDE-5-Hemmer, eine vasodilatative Wirkung und werden v.a. für ihre kurzfristige muskelentspannende Wirkung eingesetzt, um z.B. den rezeptiven Analverkehr zu erleichtern – in Extremfällen kann eine kombinierte Nutzung beider Wirkstoffe zu lebensbedrohlichen Hypotonien bis hin zu tödlichem Herz-Kreislauf-Versagen führen. Hierfür sollten MSM sensibilisiert werden.

Weitere somatische Therapieoptionen der Erektionsstörung sind die Schwellkörper-Autoinjektionstherapie (SKAT), die Penispumpe und das irreversible Einsetzen von Implantaten nach einer chirurgischen Entfernung der Schwellkörper. Diese Verfahren setzen keine sexuelle Erregung für die Entstehung einer Erektion voraus.

4.7.3 Vorzeitige Ejakulation

Bei einem vorzeitigen Samenerguss kann eine medikamentöse Therapie mit SSRI eingeleitet werden. Dabei wird versucht, eine Nebenwirkung dieser Medikamente, nämlich das Herauszögern bzw. Verhindern des Orgasmus bzw. Samenergusses, zu nutzen. Bislang wurde Dapoxetin für diese Indikation von der Europäischen Arzneimittelbehörde zugelassen.

Mit fortschreitendem Alter scheint sich die Störungssymptomatik zu verbessern, weshalb in regelmäßigen Abständen kontrolliert werden sollte, ob die Problematik weiterhin noch besteht und eine weitere Einnahme der Medikation indiziert ist. Gleichzeitig kann es bei jahrelanger Einnahme von Antidepressiva zu einem Absetzsyndrom kommen. Darüber sollten Patienten, die eine langfristige Medikation zur Therapie sexueller Funktionsstörungen erwägen, informiert werden.

Zur Behandlung eines vorzeitigen Samenergusses können topische Cremes eingesetzt werden, die die Peniseichel weniger empfindlich werden lassen und dadurch den Höhepunkt hinauszögern. Sowohl eine medikamentöse Therapie als auch die Applikation einer Creme setzen Planung und eine zeitlich vorhergehende Einnahme voraus. In einer Übersichtsarbeit von Castiglione et al. (2016) zeigten sich Dapoxetin und topische Cremes einem Placebo überlegen, jedoch nur mit geringer bis moderater Effektstärke.

4.7.4 Verzögerte Ejakulation

Die verzögerte Ejakulation ist bisher wenig untersucht, daher fehlen evidenzbasierte Empfehlungen zur pharmakologischen Behandlung. Auf Basis klinischer Erfahrungen wird eine an die Ätiologie der Störung angepasste Therapie empfohlen, welche aus Psychotherapie in Kombination mit medikamentöser Therapie bestehen kann. Es wurde bislang kein Medikament für diese Indikation zugelassen. Ein Off-Label-Use von Testosteron, Bupropion, Imipramin oder Yohimbin könnte hierfür infrage kommen (Reisman & Nobre, 2021).

4.8 Wirkungsweise der Methoden

Über die Wirkungsweisen sexualtherapeutischer Methoden kann derzeit nur spekuliert werden. Da Risikofaktoren und aufrechterhaltende Mechanismen von Mann zu Mann unterschiedlich sind, ist es wahrscheinlich, dass gleiche Interventionen über verschiedene Mechanismen zur Linderung der Symptome bzw. des Leidensdruckes beitragen. Während also bei pharmakologischen Behandlungen die Wirkmechanismen zumindest teilweise bekannt sind, gibt es bislang keine wissenschaftlichen Studien, die die vermittelnden Prozesse in der psychologischen Sexualtherapie bei Männern beleuchten. Der folgende Abschnitt stellt daher beispielhaft dar, welche Wirkungen sexualtherapeutischer Interventionen aus klinischer Perspektive zu erwarten sind.

Die Wissensvermittlung steht meist am Beginn sexualtherapeutischer Behandlungen. Dabei sind unterschiedliche Schwerpunkte möglich: Viele Männer profitieren von Informationen zu den physiologischen Grundlagen von sexueller Erregung, Erektion und Ejakulation, von Hinweisen zur Häufigkeit sexueller Schwierigkeiten oder zur durchschnittlichen Dauer von Geschlechtsverkehr bzw. durchschnittlichen Penisgrößen. Diese Informationen helfen Betroffenen, ihre sexuellen Schwierigkeiten zu verstehen, einzuordnen und diese zu normalisieren. Schamgefühle werden durch eine offene, nicht wertende Kommunikation über Sexualität abgebaut. Psychoedukation über die Zusammenhänge zwischen Gedanken, Gefühlen und körperlichen Reaktionen kann ebenfalls hilfreich sein, um das Therapierational zu begründen.

Bei den spezifischen therapeutischen Interventionen (z. B. Sensualitätsübungen, Stopp-Start-Technik) stehen neben der Reduktion von Versagensängsten die Verbesserung der Körper- und Erregungswahrnehmung sowie Förderung der sexuellen Kommunikation im Vordergrund. Bei der Vor- und Nachbesprechung dieser Übungen lernt der Patient bzw. das Paar, über sexuelle Erfahrungen zu sprechen, Wünsche zu äußern, aber auch Grenzen aufzuzeigen und zu akzeptieren.

4.9 Effektivität der Behandlung

Bis heute gibt es eine sehr geringe Anzahl methodisch hochwertiger Studien für die psychotherapeutische Behandlung sexueller Funktionsstörungen bei Männern (Frühauf, Gerger, Schmidt, Munder & Barth, 2013). Forschungsergebnisse beziehen sich dabei vor allem auf die zwei häufigsten Störungsbilder – Erektionsstörungen und vorzeitiger Ejakulation – welche im Folgenden dargestellt werden.

4.9.1 Erektionsstörungen

Eine Metaanalyse aus dem Jahr 2013 zeigte zunächst *keine* Überlegenheit psychologischer Interventionen für eine Verbesserung der sexuellen Funktion bei Männern mit Erektionsstörungen im Vergleich zu unbehandelten Kontrollgruppen (Frühauf et al., 2013). Dieses Ergebnis steht in gewissem Widerspruch zur klinischen Erfahrung, die zeigt, dass viele Männer von psychotherapeutischer Behandlung profitieren und durchaus Verbesserungen der Erektionsfähigkeit berichten.

Eine zusätzliche Analyse von Studien, in denen eine Kombination von Psychotherapie und Medikation mit alleiniger Medikation verglichen wurden, zeigte Vorteile der Kombinationsbehandlung. Dieser Befund wurde von einer weiteren Metaanalyse aus acht Studien mit insgesamt 562 Patienten unterstützt. Diese ergab ebenfalls, dass eine Kombination von psychologischen Therapien und PDE-5-Hemmern die Störungssymptome und sexuelle Zufriedenheit von Männern mit Erektionsstörungen stärker verbessern kann als Medikation allein (Schmidt, Munder, Gerger, Frühauf & Barth, 2014). Eine Moderationsanalyse gab *keine* Hinweise darauf, dass eine längere Therapie oder die Verwendung von Behandlungsmanualen mit größeren Therapieerfolgen assoziiert ist.

Die Autor:innen der Übersichtsarbeiten betonen, dass die geringe Anzahl an qualitativ hochwertigen Studien die Interpretation dieser Ergebnisse einschränkt. Sie fordern verstärkte Forschungsbemühungen insbesondere zur Wirksamkeit spezifischer psychotherapeutischer Interventionen bei sexuellen Funktionsstörungen bei Männern.

Die *European Society of Sexual Medicine* veröffentlichte ein Positionspapier zur Rolle psychologischer Interventionen in der Behandlung von Erektionsstörungen (Dewitte et al., 2021). In diesem wird ebenfalls eine Kombination aus pharmakologischen und psychologischen Interventionen für die Behandlung von Erektionsstörungen empfohlen. Dabei sollte ein schrittweises Vorgehen entsprechend dem PLISSIT-Modell (vgl. Kapitel 4.1.1) gewählt werden (Expertenmeinung). Die psychologische Behandlung sollte dabei u. a. Ängste reduzieren, dysfunktionale Kognitionen verändern, sexuelle Vermeidung reduzieren und die Kommunikation in der Partnerschaft verbessern. Zudem wird im Positionspapier beschrieben, dass neuere Ansätze, wie z. B. die Anwendung von achtsamkeitsbasierten Methoden oder auch internetbasierte Therapien, weiter erforscht werden sollten (Expertenmeinung). Der Einbezug von Partner:innen wird ebenfalls explizit empfohlen.

4.9.2 Vorzeitige Ejakulation

Auch für dieses Störungsbild zeichnen metaanalytische Ergebnisse ein eher entmutigendes Bild: Es zeigte sich zunächst *keine* Überlegenheit psychologischer Interventionen für eine Verbesserung der sexuellen Funktion bei Männern mit vorzeitigem Samenerguss im Vergleich zu unbehandelten Kontrollgruppen (Frühauf et al., 2013). Das Fehlen qualitativ hochwertiger, aktueller Studien ist jedoch auch für dieses Störungsbild durchaus problematisch und wird von den Autor:innen beklagt.

Eine randomisiert-kontrollierte Studie aus dem Jahr 2020 zeichnet ein etwas positiveres Bild. Sie untersuchte die Wirksamkeit zweier sexualtherapeutischer Interventionen im Vergleich zu einer Warteliste bei 50 Männern mit vorzeitigem Samenerguss. Zwei aktive Bedingungen wurden untersucht: Gruppe 1 führte über sechs Wochen eine vibratorunterstützte Variante der Stopp-Start-Technik (vgl. Kapitel 4.3.3.2) durch, während Gruppe 2 zusätzlich psychoedukative Informationen nach dem Manual von de Carufel (2016) erhielt und in der Beobachtung der eigenen Erregung geschult wurde. Erfreulicherweise zeigte sich in beiden aktiven Bedingungen eine deutliche Verbesserung der Ejakulationslatenz. Die Teilnehmer der Gruppe 2 zeigten zudem eine Verbesserung des sexuellen Leidensdruckes sowie einer Reduktion von Angst und Depressivität. Die Erfolge unterschieden sich nicht zwischen Männern mit lebenslanger oder erworbener Symptomatik und blieben bis zur Nachuntersuchung nach sechs Monaten stabil (Ventus et al., 2020).

Weitere ausreichend große Therapiestudien sind nötig, um die Nützlichkeit verhaltensbasierter Übungen (z. B. Stopp-Start-Technik) von umfangreicheren psychotherapeutischen Interventionen abzugrenzen. Zukünftige Forschung sollte sich der Frage widmen, welche Rolle Psychotherapeut:innen bei der Behandlung von vorzeitigem Samenerguss spielen und inwiefern Selbsthilfe-Angebote (z. B. über internetbasierte Trainings) diese ergänzen können.

4.10 Probleme bei der Durchführung

4.10.1 Fehlende Therapiemotivation

Patienten nehmen gelegentlich psychotherapeutische Angebote in Anspruch, weil sie negative Folgen für ihre Partnerschaft befürchten (z. B. Streit oder Trennung). Eigene Motivation zur Durchführung therapeutischer Hausaufgaben kann in diesen Fällen fehlen. Hier gilt es, ähnlich wie bei Patient:innen mit anderen Diagnosen vorzugehen: Wenn eine Ambivalenz beim Patienten erkennbar ist, kann über die Technik der Motivierenden Gesprächsführung (Miller, Rollnick & Kremer, 1999) versucht werden, die Psychotherapie- und Veränderungsmotivation zu steigern. Dabei ist es hilfreich, zunächst einmal die Vor- und Nachteile des Status Quo zu explorieren und mit dem Patienten Hindernisse auf dem Weg zu einem befriedigenderen Sexualleben zu erarbeiten. Von therapeutischer Seite empfiehlt sich in solchen Fällen eine neutrale Position im Hinblick auf Veränderung einzunehmen: Es können lediglich Angebote für hilfreiche Übungen gemacht werden – der Patient entscheidet schlussendlich selbst, ob gerade der richtige Moment dafür ist, Zeit und Mühe in die Arbeit an seinem Sexualleben zu investieren.

Bei gering erscheinender Therapiemotivation ist es hilfreich, zu Beginn jeder Sitzung die Ziele des Patienten für den Termin explizit zu erfragen. Dadurch wird verhindert, dass die Psychotherapeutin bzw. der Psychotherapeut Interventionen und Übungen vorschlägt, die den Patienten überfordern bzw. für seine Bedürfnisse nicht passend sind. Je nach psychotherapeutischer Beziehung ist es möglich, dem Patienten das Verhaltensproblem offen zurückzumelden:

> Sie berichten, dass Sie in Ihrer Partnerschaft keinen Sex mehr haben – das stelle ich mir im wahrsten Sinne des Wortes unbefriedigend vor.

Vor allem bei Patienten, die somatische Therapieoptionen genutzt, aber keine Symptomverbesserung festgestellt haben, kann dieses Gesprächsangebot Wirkung zeigen. Sollten somatische Therapien (z. B. Medikation) noch nicht ausgeschöpft sein, kann eine Rückmeldung, diese auszuprobieren und ggf. zu einem späteren Zeitpunkt einen erneuten Termin zu vereinbaren, hilfreich sein. Wenn sich eine fehlende Therapiemotivation dadurch zeigt, dass wiederholt Absprachen und Regeln nicht eingehalten werden, sollte vermittelt werden, dass die psychotherapeutische Behandlung zum jetzigen Zeitpunkt nicht sinnvoll erscheint.

In manchen Fällen ist es nicht der Patient selbst, sondern vielmehr die Partnerin bzw. der Partner, die bzw. der nicht bereit ist, an den psychotherapeutischen Sitzungen teilzunehmen oder gemeinsame Übungen durchzuführen. In einem ersten Schritt wird mit dem Patienten im Rollenspiel die Kommunikation der Übungen mit der Partnerin bzw. dem Partner eingeübt. Sollte dieses Vorgehen nicht zum gewünschten Ziel führen, so kann auch – mit Einverständnis des Patienten – ein Telefonat mit der Partnerin oder dem Partner geführt werden. Für den Fall, dass keine Kooperation für Paarübungen erreicht werden kann, wird der Therapiefokus zunächst auf Übungen gelegt, die allein durchgeführt werden können (z. B. Selbststimulation oder kognitive Methoden).

4.10.2 Übungen werden nicht durchgeführt

Trotz vorhandener Therapiemotivation auf Seiten des Patienten kann es vorkommen, dass sexualtherapeutische Übungen zwischen den Sitzungen wiederholt nicht durchgeführt werden. Eine sorgfältige Exploration der Gründe dafür ist notwendig, um sicherzustellen, dass der sexualtherapeutische Ansatz für den Patienten geeignet ist.

Zunächst wird sichergestellt, dass die Übungen so erklärt worden sind, dass der Patient diese sicher durchführen kann. Schriftliche Hinweise zur Durchführung können dem Gedächtnis des Patienten zwischen den Sitzungen auf die Sprünge helfen (z. B. Materialien aus Velten & Zarski, 2022). Darüber hinaus muss das Therapierational bzw. die Ziele der Übungen im Rahmen der Gesamtbehandlung deutlich gemacht werden. Mithilfe eines individuellen Störungsmodells werden aufrechterhaltende Faktoren, wie z. B. Versagensängste oder fehlende Aufmerksamkeit für erotische Reize, ermittelt. Bei der Erläuterung spezifischer Übungen ist es sinnvoll, diese mit den konkreten Störungsfaktoren in Bezug zu setzen und zu erläutern, welcher positive Effekt sich von den Übungen versprochen wird.

4.10.3 Probleme bei den Übungen werden nicht angesprochen

Gelegentlich kommt es vor, dass Probleme bei den Übungen auftreten, die vom Patienten nicht selbst angesprochen werden. Um mögliche Probleme zu explorieren, ist es sinnvoll, praktische Übungen ausführlich nachzubesprechen. Dabei wird zunächst auf der Verhaltensebene der Ablauf der Übungen geschildert. Gezielte Nachfragen sind hilfreich, um Schwierigkeiten zu identifizieren und sicherzustellen, dass Übungen nicht (auf ungünstige Weise) verändert oder abgewandelt wurden. Ein Beispiel dafür kann sein, dass manche Patienten dazu übergehen, bei Sensualitätsübungen gleichzeitige statt abwechselnde Stimulation anzuwenden oder entgegen der Vereinbarung Geschlechtsverkehr initiieren.

4.10.4 Patienten legen Fokus auf körperliche Funktion

Manche Patienten fokussieren ihre Therapieziele ganz auf die körperliche Funktion. Eine typische Äußerung bei Erektionsproblemen ist der Wunsch, „wieder zu funktionieren". Um ein tiefergehendes Verständnis zu erlangen, wird der Zusammenhang von Kognitionen, Emotionen und sexueller Funktionsstörung einfach und verständlich erläutert. Hier kann eine Wiederholung von Psychoedukation und Verhaltensanalysen (vgl. Kapitel 3.3) hilfreich sein. Je nach Fall kann es sich auch anbieten, psychoedukativ über Emotionen zu informieren und z. B. eine Emotionsliste auszuteilen, wenn es Patienten schwerfällt, Emotionen zu benennen oder einzuordnen. Zusätzlich kann der biografische Umgang mit belastenden Gefühlen wie Angst, Traurigkeit oder Scham ein wichtiges Therapiethema sein.

Folgende Informationen können in diesem Kontext ebenfalls vermittelt werden: Die sexuelle Funktion ist bei Sympathikus-Aktivierung und Aktivität des präfrontalen Kortex beeinträchtigt und bei Parasympathikus-Aktivierung mit Aktivität des limbischen Systems und damit einhergehender Entspannung gegeben. Die Sexualität des Patienten kann nur „wieder funktionieren", wenn er sich fallen lässt und die übermäßige Aktivität des „Denkhirns" reduziert wird. Ferner kann, der verhaltenstherapeutischen Prämisse folgend, die Erwartungsangst indirekt über eine Modifikation der bedrohlichen Kognitionen verändert werden. Dies führt zu verringerter Ausschüttung von Stresshormonen. Die Aktivierung des Parasympathikus wird dadurch wahrscheinlicher.

4.10.5 Patienten zweifeln, ob Psychotherapeutinnen ihre Beschwerden nachempfinden können

Dies ist ein typischer Zweifel, der in gemischtgeschlechtlichen Einzeltherapien (z. B. männlicher Patient, weibliche Psychotherapeutin) entstehen kann oder bereits in die erste Sitzung mitgebracht wird. Hier ist ein offenes An- und Besprechen wichtig. Die therapeutische Passung wird dabei ergebnisoffen thematisiert. Sollten gewisse Vorbehalte gegenüber weiblichen Therapeutinnen aufgeführt werden, kann es helfen, Parallelen zu anderen psychischen Störungen, wie z. B. Angststörungen oder Depressionen, zu ziehen. Auch diese haben Behandler:innen meist nicht am eigenen Leib erfahren und können dennoch aufgrund ihrer professionellen Ausbildung und ihrer Empathiefähigkeit erfolgreiche Behandlungen durchführen.

5 Fallbeispiel

Herr H., 33 Jahre alt, stellt sich bei einer niedergelassenen Psychotherapeutin vor. Er habe sich speziell an diese Praxis gewandt, da auf der Homepage sexuelle Problemlagen als Behandlungsschwerpunkt aufgeführt gewesen seien. Er leide unter einem für ihn sehr peinlichen Problem, was ihn schon sein gesamtes Erwachsenenleben begleite: Er komme beim Sex zu früh. Dies beeinträchtige sein Liebesleben enorm und führe dazu, dass er Sex mit seiner Freundin gelegentlich sogar aus dem Weg gehe. Er sei seit zwei Jahren in einer festen Partnerschaft und befürchte, dass seine Freundin langsam, aber sicher über die Situation frustriert sei.

Auf Nachfragen der Therapeutin schildert Herr H. eine typische sexuelle Situation, die wenige Tage zurückliege. Er habe abends mit seiner Freundin im Bett gekuschelt und zunehmend intensivere Küsse ausgetauscht, sie hätten sich entkleidet und gegenseitig gestreichelt. Herr H. habe dabei eine Erektion bekommen und habe sich den Streicheleinheiten seiner Freundin dann schnell entzogen. Er habe sich auf die Erregung seiner Freundin fokussiert und sie mit der Hand stimuliert. Nach kurzer Zeit habe er sich auf sie gelegt und seinen Penis in ihre Vagina eingeführt. Das Gefühl sei für ihn so überwältigend und intensiv gewesen, dass er nach wenigen Stößen zum Orgasmus gekommen sei. Er habe dann versucht, noch einige Sekunden weiter Stoßbewegungen zu vollziehen in der Hoffnung, dass seine Partnerin ebenfalls zum Orgasmus komme. Seine Erektion habe jedoch zu schnell nachgelassen, sodass er nach kurzer Zeit „aufgegeben" habe. Er habe sich dann entschuldigt und sei ins Badezimmer gegangen, um sich der Situation zu entziehen. Auf die Frage nach seinen Gedanken und Gefühlen berichtet Herr H., dass er sich „ganz elendig" gefühlt und sehr geschämt habe. Er fühle sich wie ein Versager, dass es ihm nicht gelänge, „ganz normalen Sex" zu haben und seine Freundin zu befriedigen.

Um einen weiteren Eindruck vom Schweregrad der Symptomatik zu bekommen, exploriert die Therapeutin im Anschluss noch weitere sexuelle Situationen. Herr H. berichtet, dass es teilweise bereits vor Einführen des Penis zum Samenerguss komme, meist jedoch innerhalb von 30 Sekunden danach. Manchmal komme seine Partnerin durch das intensive Vorspiel oder die kurze Penetration zum Höhepunkt („Sie sagt dann, dass sie gekommen ist. Aber ob das wirklich stimmt …"). Ausnahmen von dem Problem gebe es nur bei der Selbstbefriedigung. Zwar komme er dabei auch meist nach wenigen Minuten zum Orgasmus, es falle ihm jedoch etwas leichter, die Intensität der Stimulation und seine Erregung zu steuern. Zudem sei es dabei ja „nicht so schlimm", wenn es schnell gehe. In vorherigen Partnerschaften habe das Problem jedoch ebenso vorgelegen.

Die Therapeutin erkundigt sich weiter, was Herr H. schon probiert habe, um das Problem zu beheben. Beim Sex versuche er sich bewusst auf unerotische Gedanken zu fokussieren, um die Ejakulation hinauszuzögern. Er merke aber, dass das wenig helfe und er sich vielmehr zunehmend verkrampfe. Er habe auch schon betäubende Cremes ausprobiert, aber die hätten zu einem unangenehmen Kribbeln geführt. Er habe auch schon versucht, direkt vor dem Sex zu masturbieren. Dies habe den Zeitpunkt der Ejakulation etwas herausgezögert, allerdings sei es ihm schwergefallen, eine Erektion zu bekommen bzw. überhaupt sexuelles Verlangen zu entwickeln. Weitere sexuelle Probleme (z. B. Erektionsstörungen) habe Herr H. nicht. Auf Nachfragen berichtet Herr H., dass seine Freundin und er etwa einmal die Woche Sex hätten. Zusätzlich befriedige er sich etwa ein- oder zweimal die Woche selbst.

Auf die Frage, was er sich von der Behandlung erhoffe, entgegnet Herr H., dass er „länger durchhalten" wolle und es schaffen wolle, seine Freundin zu befriedigen. Er suche gerade jetzt eine Behandlung auf, weil er den Eindruck habe, dass seine Freundin ziemlich frustriert über das Problem sei, und er Angst habe, sie zu verlieren. Auf die Rückfrage, was denn „länger durchhalten" für ihn bedeute, antwortet Herr H.: „10 oder 15 Minuten wären gut".

Nach Abschluss der Exploration kommt die Therapeutin zu dem Schluss, dass Herr H. unter einer vorzeitigen Ejakulation leidet und keine weiteren psychischen oder sexuellen Störungen vorliegen. Die Psychotherapeutin erklärt Herrn H., dass die Behandlung seines Problems seine Mitarbeit bei einer Reihe von praktischen Übungen beinhalte, die er allein oder auch gemeinsam mit seiner Freundin zwischen den Sitzungen durchführen müsse, und informiert ihn auch über den zu erwartenden zeitlichen Umfang der Übungen („zwei- bis dreimal die Woche eine knappe Stunde"). Herr H. versichert, dass er bereit sei, mitzuarbeiten und sich Zeit für die Übungen zu nehmen. Weiterhin informiert sie Herrn H. über medikamentöse Behandlungsmöglichkeiten (vgl. Kapitel 4.7), die Herr H. jedoch zunächst nicht in Anspruch nehmen möchte.

In den folgenden Sitzungen stellt die Therapeutin die Kurve der sexuellen Erregung (vgl. Kapitel 4.6.3.1) vor und erklärt den Ablauf der ersten Stopp-Start-Übungen (vgl. Kapitel 4.6.3.2), die Herr H. mehrmals wöchentlich bei der Selbstbefriedigung durchführen soll. Die Umsetzung der Übungen ist für Herrn H. neu, da er bislang fast immer pornografische Videos bei der Masturbation genutzt hat. Den Fokus nun bewusst auf die Körperempfindungen und nicht auf die visuellen Reize zu legen, sei für ihn ungewohnt. Die Anwendung der 10er-Skala ist für ihn ebenfalls neu. Gemeinsam mit der Therapeutin sammelt Herr H. daher bestimmte körperliche Signale, die mit den einzelnen Stufen der Skala einhergehen (z. B. Eintreten der Erektion bei 2, zunehmende Größe und Härte des Penis bei 5 und Spannungsfühl im Unterleib bei 7), um sich diese besser vorstellen zu können. Nach einigen Übungsdurchgängen gelingt es Herrn H., für etwa 10 Minuten mit zwei bis drei Pausen zu masturbieren.

Die häufigere Selbstbefriedigung durch die Stopp-Start-Übungen habe jedoch auch negative Auswirkungen: So bemerke er, dass er weniger Verlangen nach Sex mit seiner Freundin spüre, wenn er an den Tagen zuvor masturbiert habe. Als eine mögliche Lösung schlägt die Therapeutin vor, zwischen Übungstagen und Tagen, an denen er mit seiner Freundin Sex haben möchte, mindestens 48 Stunden Zeit einzuplanen.

Zur Vorbesprechung der Paarübungen lädt die Therapeutin das Paar zu einem gemeinsamen Gespräch ein. In diesem Gespräch erläutert die Therapeutin das Behandlungsprogramm und stellt zudem die weiteren Stufen der Stopp-Start-Übungen vor. Ergänzend schlägt sie dem Paar vor, mit den ersten zwei Stufen der Sensualitätsübungen zu beginnen. Diese Übungen sollen dem Paar helfen, sich körperlich nahezukommen und Intimität ohne Leistungsdruck zu verspüren. Als weiteren Schwerpunkt dieser Sitzung bekommt das Paar die Gelegenheit, sich gegenseitig mitzuteilen, wie sie ihr aktuelles Sexualleben erleben, und Wünsche für die Zukunft zu äußern. Durch diesen Austausch wird deutlich, dass die Freundin den frühen Samenerguss von Herrn H. als nicht sehr belastend einschätzt und insgesamt mit dem Sexualleben durchaus zufrieden ist. Sie genieße es sehr, wenn ihr Freund sie oral stimuliere. Für sie sei es tatsächlich angenehmer und leichter durch Oralverkehr zum Orgasmus zu kommen. Der Vaginalverkehr sei für sie zwar auch schön, es setze sie jedoch manchmal unter Druck, da sie das Gefühl habe, dass ihr Freund erwarte, dass sie dann sehr schnell zum Höhepunkt kommen müsse. Die Psychotherapeutin regt das Paar an, sich darüber auszutauschen, was sich beide für eine ideale sexuelle Situation wünschen würden. Es wird deutlich, dass sich beide sehr auf das Gegenüber konzentrieren und versuchen, es der anderen Person recht zu machen. Als Lösungsvorschlag wird besprochen, dass beim Sex abwechselnd eine Person besonders im Fokus stehen soll.

Während Herr H. weiterhin allein einmal die Woche die Stopp-Start-Technik bei der Selbstbefriedigung anwendet, übt das Paar diese Technik zusätzlich, während die Partnerin Herrn H. mit der Hand stimuliert. Dabei gewinnt Herr H. zunehmend Sicherheit, seine Erregung gut beobachten zu können und rechtzeitig ein Stopp-Signal an seine Partnerin zu geben.

In den Therapiesitzungen werden die praktischen Übungen jeweils vor- und nachbesprochen. Zudem thematisiert die Therapeutin die Rolle des Beckenbodens beim Sex und stellt Herrn H. verschiedene Übungen vor, mit denen er versuchen soll, – zunächst in neutralen Situationen und schließlich bei der Selbstbefriedigung bzw. beim Sex – tief in den Bauch zu atmen und seine Beckenboden- und Gesäßmuskulatur bewusst zu entspannen (vgl. Kapitel 4.3.2).

In der achten Sitzung berichtet Herr H., dass er etwas frustriert über den Versuch der Stopp-Start-Übungen beim Vaginalverkehr sei. Die Übung habe überhaupt nicht funktioniert, weil schon das Einführen des Penis nicht möglich gewesen sei. Er sei sehr aufgeregt gewesen und habe Angst gehabt, zu früh zu ejakulieren. Seine Erektion habe daraufhin nachgelassen und er habe versucht, diese durch Handstimulation wieder zu erlangen. Er habe bemerkt, dass er immer nervöser werde und habe schließlich entnervt aufgegeben. Auf Rückfragen berichtet Herr H., dass das Paar versucht habe, die Übung in der Missionarsstellung durchzuführen. Die Therapeutin normalisiert diese Erfahrung und weist darauf hin, dass ein Nachlassen oder Ausbleiben der Erektion häufig bei diesen Übungen auftrete und ein Zeichen dafür sein könne, dass

Herr H. unter großem Leistungsdruck stehe. Sie schlägt vor, die Übung beim nächsten Mal bewusst in der Reiterposition durchzuführen. Dies soll Herrn H. ermöglichen, sich körperlich mehr zu entspannen und sich bewusst auf seine Empfindungen zu konzentrieren. Die Partnerin habe in dieser Position Kontrolle über das Einführen des Penis. Herr H. solle seine Erregung beobachten und, wenn diese nicht zu sehr ansteige, der Partnerin signalisieren, dass sie vorsichtige Beckenbewegungen vollziehen könne. Nähere sich die Erregung dann der Gefahrenzone, sollen die Bewegungen pausiert und die Vereinigung, wenn nötig, auch aufgelöst werden.

Herr H. berichtet in der Folgesitzung von ersten Erfolgen mit dieser Übung. Es sei dem Paar möglich gewesen, mit zwei Pausen für etwa 5 Minuten in dieser Form Vaginalverkehr zu praktizieren. Anschließend sei er zur Ejakulation gekommen. Wie vorher besprochen, habe er seine Partnerin dann oral befriedigt und sie hätten noch einige Zeit im Bett gekuschelt.

Nach weiteren erfolgreichen Übungsdurchgängen schlägt die Therapeutin vor, weiterhin einmal die Woche mithilfe der Stopp-Start-Technik zu üben und beim Sex mit verschiedenen Stellungen zu experimentieren. Aus seinen bisherigen Erfahrungen kann Herr H. bereits berichten, dass es bestimmte Positionen gebe, die es ihm leichter machten, seine Erregung zu beobachten und diese langsamer ansteigen zu lassen. Als besonders geeignete Position wird die Löffelchen-Stellung besprochen. Dabei dringt der Mann von hinten in die Partnerin ein und kann Tiefe und Schnelligkeit der Bewegungen gut kontrollieren, ohne den ganzen Körper anspannen zu müssen. Als weiterer Vorteil fällt auf, dass die Freundin beim Vaginalverkehr ihre Klitoris mithilfe ihrer Hand oder einem Vibrator zusätzlich stimulieren könne.

In der zehnten Sitzung berichtet Herr H. von einem sehr positiven sexuellen Erlebnis mit seiner Partnerin. Der Sex in der Löffelchen-Stellung sei für beide sehr schön gewesen. Es sei ihm möglich gewesen, sich währenddessen auf sich und seine Erregung zu konzentrieren und zwischendurch kurze Pausen einzulegen. Seine Freundin habe ihre Klitoris dabei mit den Fingern stimuliert. Nach vier oder fünf Minuten habe er dann ejakuliert. Anschließend habe er die Finger seiner Freundin führen können und habe sie zum Höhepunkt stimuliert, was für beide ein sehr befriedigendes Erlebnis gewesen sei.

Die Psychotherapeutin beglückwünscht Herr H. zu diesen neuen Erfahrungen und vereinbart eine Katamnese-Sitzung in sechs Monaten. Zu dieser Sitzung erscheint Herr H. weiterhin zufrieden mit den erreichten Veränderungen. Das Sexualleben mit seiner Freundin erlebe er als wesentlich „lockerer und entspannter". Es sei ihm nun möglich, sich beim Sex mehr zu entspannen und zwischendurch Pausen einzulegen, wenn er sich sehr erregt fühle. Meist sei es ihm dadurch möglich, mehrere Minuten beim Vaginalverkehr „durchzuhalten". Die Dauer des Vaginalverkehrs stehe nun aber nicht mehr so sehr im Fokus. Vielmehr wisse er, dass es für seine Freundin genauso schön sei, wenn er sie auf andere Weise zum Höhepunkt stimuliere. Es habe sich zudem bewährt, dass sich das Paar gelegentlich beim Sex nur auf eine Person konzentriere. So stehe manchmal der Genuss seiner Freundin ganz im Fokus und bei anderen Gelegenheiten könne er sich ganz entspannen und seine Freundin verwöhne ihn oral. Dieses bewusste Abwechseln habe für beide den großen Vorteil, dass es Gelegenheiten gebe, in denen sich eine Person ohne schlechtes Gewissen ganz auf den eigenen Genuss konzentrieren könne. Sein ursprüngliches Behandlungsziel, „15 Minuten durchzuhalten“, sei für ihn jetzt nicht mehr so relevant, da ihm klar sei, dass er auch nach der Ejakulation seine Partnerin befriedigen könne und es wirklich nicht allein auf die Dauer ankäme.

6 Weiterführende Literatur

Deutschsprachige Literatur

Göth, M. & Kohn, R. (2014). *Sexuelle Orientierung in Psychotherapie und Beratung.* Berlin: Springer.

Hauch, M. (2019). *Paartherapie bei sexuellen Störungen: Das Hamburger Modell: Konzept und Technik* (3. Aufl.). Stuttgart: Thieme.

Richter, D., Brähler, E. & Strauß, B. (Hrsg.). (2014). *Diagnostische Verfahren in der Sexualwissenschaft.* Göttingen: Hogrefe.

Velten, J. (2018). *Sexuelle Funktionsstörungen bei Frauen.* Göttingen: Hogrefe.

Velten, J. & Zarski, A.-C. (2022). *Therapie-Tools Sexuelle Funktionsstörungen.* Weinheim: Beltz.

Englischsprachige Literatur

Bancroft, J. (2009). *Human sexuality and its problems.* New York: Elsevier.

Binik, Y.M. & Hall, K.S. (Eds.). (2014). *Principles and practice of sex therapy* (3rd ed.). New York: Guilford.

Lehmiller, J.J. (2018). *The Psychology of Human Sexuality* (2nd ed.). Hoboken, NJ: Wiley Blackwell.

7 Literatur

American Psychiatric Association. (2013). *Diagnostic and statistical manual of mental disorders* (5th ed.). Washington, DC: Author. https://doi.org/10.1176/appi.books.9780890425596

Annon, J.S. (1976). The PLISSIT model: A proposed conceptual scheme for the behavioral treatment of sexual problems. *Journal of Sex Education and Therapy, 2*(1), 1–15. https://doi.org/10.1080/01614576.1976.11074483

Atlantis, E. & Sullivan, T. (2012). Bidirectional association between depression and sexual dysfunction: A systematic review and meta-analysis. *Journal of Sexual Medicine, 9*(6), 1497–1507. https://doi.org/10.1111/j.1743-6109.2012.02709.x

Bancroft, J., Graham, C. A., Janssen, E. & Sanders, S. A. (2009). The Dual Control Model: Current status and future directions. *Journal of Sex Research, 46*(2–3), 121–142. https://doi.org/10.1080/00224490902747222

Bancroft, J. & Janssen, E. (2000). The dual control model of male sexual response: A theoretical approach to centrally mediated erectile dysfunction. *Neuroscience and Biobehavioral Reviews, 24*(5), 571–579. https://doi.org/10.1016/S0149-7634(00)00024-5

Bang-Ping, J. (2009). Sexual dysfunction in men who abuse illicit drugs: A preliminary report. *Journal of Sexual Medicine, 6*(4), 1072–1080. https://doi.org/10.1111/j.1743-6109.2007.00707.x

Barlow, D. H. (1986). Causes of sexual dysfunction: The role of anxiety and cognitive interference. *Journal of Consulting and Clinical Psychology, 54*(2), 140–148. https://doi.org/10.1037/0022-006X.54.2.140

Bartling, G., Echelmeyer, L. & Engberding, M. (2008). *Problemanalyse im psychotherapeutischen Prozess: Leitfaden für die Praxis. Klinische Praxis.* Stuttgart: Kohlhammer.

Basson, R. (2000). The female sexual response: A different model. *Journal of Sex & Marital Therapy, 26*(1), 51–65. https://doi.org/10.1080/009262300278641

Bohus, M. (2019). *Borderline-Störung* (2. Aufl.). Göttingen: Hogrefe. https://doi.org/10.1026/02853-000

Brakemeier, E. L., Marchner, J., Gutgsell, S., Engel, V., Radtke, M., Tuschen-Caffier, B. et al. (2013). CBASP@home: Ein internetbasiertes Situationsanalysen-Training zur Stabilisierung des Therapieerfolgs nach stationärer Therapie für chronisch depressive Patienten. *Verhaltenstherapie, 23*(3), 190–203. https://doi.org/10.1159/000354814

Briken, P., Matthiesen, S., Pietras, L., Wiessner, C., Klein, V., Reed, G. M. et al. (2020). Prävalenzschätzungen sexueller Dysfunktionen anhand der neuen ICD-11-Leitlinien. *Deutsches Ärzteblatt, 117*(39), 653–658.

Busby, D. M., Leonhardt, N. D., Leavitt, C. E. & Hanna-Walker, V. (2019). Challenging the standard model of sexual response: Evidence of a variable male sexual response cycle. *Journal of Sex Research, 57*(7), 848–859. https://doi.org/10.1080/00224499.2019.1705960

Byers, E. S. (2011). Beyond the birds and the bees and was it good for you?: Thirty years of research on sexual communication. *Canadian Psychology/Psychologie canadienne, 52*(1), 20–28. https://doi.org/10.1037/a0022048

Castiglione, F., Albersen, M., Hedlund, P., Gratzke, C., Salonia, A. & Giuliano, F. (2016). Current pharmacological management of premature ejaculation: A systematic review and meta-analysis. *European Urology, 69*(5), 904–916. https://doi.org/10.1016/j.eururo.2015.12.028

Chew, K. K., Finn, J., Stuckey, B., Gibson, N., Sanfilippo, F., Bremner, A. et al. (2010). Erectile dysfunction as a predictor for subsequent atherosclerotic cardiovascular events: Findings from a linked-data study. *Journal of Sexual Medicine, 7*(1 Part 1), 192–202. https://doi.org/10.1111/j.1743-6109.2009.01576.x

Clement, U. (2014). *Systemische Sexualtherapie.* Stuttgart: Klett-Cotta.

Cohen, D., Gonzalez, J. & Goldstein, I. (2016). The role of pelvic floor muscles in male sexual dysfunction and pelvic pain. *Sexual Medicine Reviews, 4*(1), 53–62. https://doi.org/10.1016/j.sxmr.2015.10.001

Corona, G., Rastrelli, G., Limoncin, E., Sforza, A., Jannini, E. A. & Maggi, M. (2015). Interplay between premature ejaculation and erectile dysfunction: A systematic review and meta-analysis. *The Journal of Sexual Medicine, 12*(12), 2291–2300. https://doi.org/10.1111/jsm.13041

Corona, G., Rastrelli, G., Ricca, V., Jannini, E. A., Vignozzi, L., Monami, M. et al. (2013). Risk factors associated with primary and secondary reduced libido in male patients with sexual dysfunction. *Journal of Sexual Medicine, 10*(4), 1074–1089. https://doi.org/10.1111/jsm.12043

Davison, S. L., Bell, R. J., LaChina, M., Holden, S. L. & Davis, S. R. (2009). The relationship between self-reported sexual satisfaction and general well-being in women. *Journal of Sexual Medicine, 6*(10), 2690–2697. https://doi.org/10.1111/j.1743-6109.2009.01406.x

de Carufel, F. (2016). *Premature ejaculation: Theory, evaluation and therapeutic treatment*. London: Routledge. https://doi.org/10.4324/9781315641683

de Jong, D.C. (2009). The role of attention in sexual arousal: Implications for treatment of sexual dysfunction. *Journal of Sex Research, 46*(2–3), 237–248. https://doi.org/10.1080/00224490902747230

Dewitte, M., Bettocchi, C., Carvalho, J., Corona, G., Flink, I., Limoncin, E. & Van Lankveld, J. (2021). A psychosocial approach to erectile dysfunction: position statements from the European Society of Sexual Medicine (ESSM). *Sexual Medicine, 9*(6), 100434. https://doi.org/10.1016/j.esxm.2021.100434

Dunn, K.M., Croft, P.R. & Hackett, G.I. (1999). Association of sexual problems with social, psychological, and physical problems in men and women: A cross sectional population survey. *Journal of Epidemiology and Community Health, 53*(3), 144–148. https://doi.org/10.1136/jech.53.3.144

Ehlers, A. (1999). *Posttraumatische Belastungsstörung*. Göttingen: Hogrefe.

Fink, K.S., Carson, C.C. & DeVellis, R.F. (2002). Adult circumcision outcomes study: Effect on erectile function, penile sensitivity, sexual activity and satisfaction. *Journal of Urology, 167*(5), 2113–2116. https://doi.org/10.1016/S0022-5347(05)65098-7

Frühauf, S., Gerger, H., Schmidt, H.M., Munder, T. & Barth, J. (2013). Efficacy of psychological interventions for sexual dysfunction: A systematic review and meta-analysis. *Archives of Sexual Behavior, 42*(6), 915–933. https://doi.org/10.1007/s10508-012-0062-0

Giorgetti, R., Tagliabracci, A., Schifano, F., Zaami, S., Marinelli, E. & Busardò, F.P. (2017). When „chems" meet sex: A rising phenomenon called „chemsex". *Current Neuropharmacology, 15*(5), 762–770. https://doi.org/10.2174/1570159X15666161117151148

Gratzke, C., Angulo, J., Chitaley, K., Dai, Y., Kim, N.N., Paick, J. et al. (2010). Anatomy, physiology, and pathophysiology of erectile dysfunction. *Journal of Sexual Medicine, 7*(1), 445–475. https://doi.org/10.1111/j.1743-6109.2009.01624.x

Hatzimouratidis, K., Amar, E., Eardley, I., Giuliano, F., Hatzichristou, D., Montorsi, F. et al. (2010). Guidelines on male sexual dysfunction: Erectile dysfunction and premature ejaculation. *European Urology, 57*(5), 804–814. https://doi.org/10.1016/j.eururo.2010.02.020

Hauch, M. (2019). *Paartherapie bei sexuellen Störungen: Das Hamburger Modell-Konzept und Technik*. Stuttgart: Thieme.

Heim, M. & Schwerte, U. (2006). Rehabilitation bei Patienten mit Prostatakarzinom. *Onkologe, 12*, 434–443. https://doi.org/10.1007/s00761-006-1043-5

Hoyer, J., Klein, V., Schierz, K. & Briken, P. (2015). Screening für sexuelle Funktionsstörungen nach DSM-5. *Zeitschrift für Sexualforschung, 28*(1), 36–42. https://doi.org/10.1055/s-0034-1399054

Hoyer, J., Reitz, D. & Frank-Noyon, E. (2014). SISEX. Strukturiertes Interview für sexuelle Funktionsstörungen. In D. Richter, E. Brähler & B. Strauß (Hrsg.), *Diagnostische Verfahren in der Sexualwissenschaft* (S. 173–177). Göttingen: Hogrefe.

Hutcherson, H. (2006). *Pleasure: A woman's guide to getting the sex you want, need and deserve*. New York: Penguin.

Johnston, L., McLellan, T. & McKinlay, A. (2014). (Perceived) size really does matter: Male dissatisfaction with penis size. *Psychology of Men & Masculinity, 15*(2), 225–228. https://doi.org/10.1037/a0033264

Kaplan, H.S. (1974). *The new sex therapy*. New York: Brunner/Mazel.

Katsiki, N., Wierzbicki, A.S. & Mikhailidis, D.P. (2015). Erectile dysfunction and coronary heart disease. *Current Opinion in Cardiology, 30*(4), 416–421. https://doi.org/10.1097/HCO.0000000000000174

Kendurkar, A. & Kaur, B. (2008). Major depressive disorder, obsessive-compulsive disorder, and generalized anxiety disorder: Do the sexual dysfunctions differ? *Primary Care Companion to the Journal of Clinical Psychiatry, 10*(4), 299–305. https://doi.org/10.4088/PCC.v10n0405

King, B.M. (2020). Average-size erect penis: Fiction, fact, and the need for counseling. *Journal of Sex and Marital Therapy, 47*(1), 80–89. https://doi.org/10.1080/0092623X.2020.1787279

Kliem, S., Job, A.-K., Kröger, C., Bodenmann, G., Stöbel-Richter, Y., Hahlweg, K. et al. (2012). Entwicklung und Normierung einer Kurzform des Partnerschaftsfragebogens (PFB-K) an einer repräsentativen deutschen Stichprobe. *Zeitschrift für Klinische Psychologie und Psychotherapie, 41*(2), 81–89. https://doi.org/10.1026/1616-3443/a000135

Köhler, S., Sterzer, P. & Brakemeier, E.-L. (2014). Cognitive Behavioral Analysis System of Psychotherapy: Schulenübergreifende Psychotherapie der chronischen Depression. *Nervenheilkunde, 33*(4), 241–251. https://doi.org/10.1055/s-0038-1633389

La Pera, G., Carderi, A., Marianantoni, Z., Peris, F., Lentini, M. & Taggi, F. (2008). Sexual dysfunction prior to first drug use among former drug addicts and its possible causal meaning on drug addiction: Preliminary results. *Journal of Sexual Medicine, 5*(1), 164–172. https://doi.org/10.1111/j.1743-6109.2007.00571.x

Laumann, E.O., Paik, A., Rosen, R.C. & Page, P. (1999). Sexual Dysfunction in the United States. *JAMA – Journal of the American Medical Association, 281*(6), 537–545. https://doi.org/10.1001/jama.281.6.537

Lawn, W., Aldridge, A., Xia, R. & Winstock, A.R. (2019). Substance-linked sex in heterosexual, homosexual, and bisexual men and women: An online, cross-sectional „global drug survey" report. *The Journal of Sexual Medicine, 16*(5), 721–732. https://doi.org/10.1016/j.jsxm.2019.02.018

Lee, S.W., Lee, J.H., Sung, H.H., Park, H.J., Park, J.K., Choi, S.K. et al. (2013). The prevalence of premature ejaculation and its clinical characteristics in Korean men according to different definitions. *International journal of impotence research, 25*(1), 12–17. https://doi.org/10.1038/ijir.2012.27

Lever, J., Frederick, D. & Peplau, L.A. (2006). Does size matter? Men's and women's views on penis size across the lifespan. *Psychology of Men & Masculinity, 7*(3), 129–143. https://doi.org/10.1037/1524-9220.7.3.129

Linschoten, M., Weiner, L. & Avery-Clark, C. (2016). Sensate focus: A critical literature review. *Sexual and Relationship Therapy, 31*(2), 230–247. https://doi.org/10.1080/14681994.2015.1127909

Macintosh, H.B., Vaillancourt-Morel, M.-P. & Bergeron, S. (2020). Sex and couple therapy with survivors of childhood trauma. In K. Hall & Y.M. Binik (Eds.), *Principles and Practice of Sex Therapy* (6th ed., pp. 371–394). New York: Guilford.

Martin, S.A., Atlantis, E., Lange, K., Taylor, A.W., O'Loughlin, P. & Wittert, G.A. (2014). Predictors of sexual dysfunction incidence and remission in men. *Journal of Sexual Medicine, 11*(5), 1136–1147. https://doi.org/10.1111/jsm.12483

Masters, W.H. & Johnson, V.E. (1966). *Human sexual response*. Boston, MA: Little, Brown and Company.

Masters, W.H. & Johnson, V.E. (1970). *Human sexual inadequacy* (Vol. 225). Boston, MA: Little, Brown and Company.

Maxwell, S., Shahmanesh, M. & Gafos, M. (2019). Chemsex behaviours among men who have sex with men: A systematic review of the literature. *International Journal of Drug Policy, 63*, 74–89. https://doi.org/10.1016/j.drugpo.2018.11.014

McCabe, M.P., Sharlip, I.D., Lewis, R., Atalla, E., Balon, R., Fisher, A.D. et al. (2016). Incidence and prevalence of sexual dysfunction in women and men: A consensus statement from the fourth international consultation on sexual medicine 2015. *Journal of Sexual Medicine, 13*(2), 144–152. https://doi.org/10.1016/j.jsxm.2015.12.034

McCullough Jr., J.P. (2003). Treatment for chronic depression: Cognitive behavioral analysis system of psychotherapy. *Journal of Psychotherapy Integration, 13*(3–4), 241–263. https://doi.org/10.1037/1053-0479.13.3-4.241

McDonagh, L.K., Bishop, C.J., Brockman, M. & Morrison, T.G. (2014). A systematic review of sexual dysfunction measures for gay men: How do current measures measure up? *Journal of Homosexuality, 61*(6), 781–816. https://doi.org/10.1080/00918369.2014.870452

Michalak, J., Heidenreich, T. & Williams, J.M.G. (2022). *Achtsamkeit* (2. Aufl.). Göttingen: Hogrefe. https://doi.org/10.1026/03040-000

Milhausen, R.R., Buchholz, A.C., Opperman, E.A. & Benson, L.E. (2015). Relationships between body image, body composition, sexual functioning, and sexual satisfaction among heterosexual young adults. *Archives of Sexual Behavior, 44*(6), 1621–1633. https://doi.org/10.1007/s10508-014-0328-9

Miller, W.R., Rollnick, S. & Kremer, G. (1999). *Motivierende Gesprächsführung: Ein Konzept zur Beratung von Menschen mit Suchtproblemen.* Freiburg: Lambertus.

Mintz, L. (2017). *Becoming cliterate: Why orgasm equality matters – and how to get it.* New York: HarperCollins.

Montejo, A.L., Montejo, L. & Baldwin, D.S. (2018). The impact of severe mental disorders and psychotropic medications on sexual health and its implications for clinical management. *World Psychiatry, 17*(1), 3–11. https://doi.org/10.1002/wps.20509

Montorsi, F., Adaikan, G., Becher, E., Giuliano, F., Khoury, S., Lue, T.F. et al. (2010). Summary of the recommendations on sexual dysfunctions in men. *The Journal of Sexual Medicine, 7*(11), 3572–3588. https://doi.org/10.1111/j.1743-6109.2010.02062.x

Mustanski, B., Lyons, T. & Garcia, S.C. (2011). Internet use and sexual health of young men who have sex with men: A mixed-methods study. *Archives of sexual behavior, 40*(2), 289–300. https://doi.org/10.1007/s10508-009-9596-1

Nicolosi, A., Laumann, E.O., Glasser, D.B., Moreira, E.D., Paik, A. & Gingell, C. (2004). Sexual behavior and sexual dysfunctions after age 40: The global study of sexual attitudes and behaviors. *Urology, 64*(5), 991–997. https://doi.org/10.1016/j.urology.2004.06.055

Nobre, P.J., Carvalho, J. & Mark, K.P. (2020). Low sexual desire in men. In K.S.K. Hall & Y.M. Binik (Eds.), *Principles and practice of sex therapy* (6th ed., pp. 63–86). New York: Guilford.

Nobre, P.J. & Pinto-Gouveia, J. (2009). Cognitive schemas associated with negative sexual events: a comparison of men and women with and without sexual dysfunction. *Archives of Bexual Behavior, 38*(5), 842–851. https://doi.org/10.1007/s10508-008-9450-x

Pascoal, P.M., Alvarez, M.-J., Pereira, C.R. & Nobre, P.J. (2017). Development and initial validation of the beliefs about sexual functioning scale: A gender invariant measure. *The Journal of Sexual Medicine, 14*(4), 613–623. https://doi.org/10.1016/j.jsxm.2017.01.021

Pastoor, H. & Gregory, A. (2020). Penile size dissatisfaction. *Journal of Sexual Medicine, 17*(7), 1400–1404. https://doi.org/10.1016/j.jsxm.2020.03.015

Perelman, M.A. (2020). Delayed ejaculation. In K.S. Hall & Y.M. Binik (Eds.), *Principles and Practice of Sex Therapy* (6th ed., pp. 156–179). Now York: Guiford.

Peugh, J. & Belenko, S. (2001). Alcohol, drugs and sexual function: A review. *Journal of Psychoactive Drugs, 33*(3), 223–232. https://doi.org/10.1080/02791072.2001.10400569

Polland, A., Davis, M., Zeymo, A. & Venkatesan, K. (2018). Comparison of correlated comorbidities in male and female sexual dysfunction: findings from the third national survey of sexual attitudes and lifestyles (Natsal-3). *The Journal of Sexual Medicine, 15*(5), 678–686.

Quinta Gomes, A.L. & Nobre, P. (2011). Personality traits and psychopathology on male sexual dysfunction: An empirical study. *The journal of sexual medicine, 8*(2), 461–469. https://doi.org/10.1111/j.1743-6109.2010.02092.x

Reed, G.M., Drescher, J., Krueger, R.B., Atalla, E., Cochran, S.D., First, M.B. et al. (2016). Disorders related to sexuality and gender identity in the ICD-11: Revising the ICD-10 classification based on current scientific evidence, best clinical practices, and human rights considerations. *World Psychiatry, 15*(3), 205–221. https://doi.org/10.1002/wps.20354

Reinecker, H. (2009). *Zwangshandlungen und Zwangsgedanken.* Göttingen: Hogrefe.

Reisman, Y. & Nobre, P.J. (2021). Male Sexual Dysfunctions. In M. Lew-Starowicz, A. Giraldi & T.H.C. Krüger (Eds.), *Psychiatry and Sexual Medicine* (pp. 135–160). Cham: Springer.

Renneberg, B. & Herpertz, S.C. (2021). *Persönlichkeitsstörungen.* Göttingen: Hogrefe.

Rolf, C., Zitzmann, M. & Nieschlag, E. (2009). Seneszenz und Altershypogonadismus. In E. Nieschlag, H.M. Behre & S. Nieschlag (Hrsg.), *Andrologie* (S. 245–266). Berlin: Springer.

Rosen, R.C., Riley, A., Wagner, G., Osterloh, I.H., Kirkpatrick, J. & Mishra, A. (1997). The international index of erectile function (IIEF): A multidimensional scale for assessment of erectile dysfunction. *Urology, 49*(6), 822–830. https://doi.org/10.1016/S0090-4295(97)00238-0

Salonia, A., Adaikan, G., Buvat, J., Carrier, S., El-Meliegy, A., Hatzimouratidis, K. et al. (2017a). Sexual rehabilitation after treatment for prostate cancer – Part 1: Recommendations from the fourth International Consultation for Sexual Medicine (ICSM 2015). *Journal of Sexual Medicine, 14*(3), 285–296. https://doi.org/10.1016/j.jsxm.2016.11.324

Salonia, A., Adaikan, G., Buvat, J., Carrier, S., El-Meliegy, A., Hatzimouratidis, K. et al. (2017b). Sexual rehabilitation after treatment for prostate cancer – Part 2: Recommendations from the fourth International Consultation for Sexual Medicine (ICSM 2015). *Journal of Sexual Medicine, 14*(3), 297–315. https://doi.org/10.1016/j.jsxm.2016.11.324

Santos-Iglesias, P., Bergeron, S., Brotto, L.A., Rosen, N.O. & Walker, L.M. (2020). Preliminary validation of the Sexual Distress Scale – Short Form: Applications to women, men, and prostate cancer survivors. *Journal of Sex & Marital Therapy, 46*(6), 542–563. https://doi.org/10.1080/0092623X.2020.1761494

Schmidt, H.M., Munder, T., Gerger, H., Frühauf, S. & Barth, J. (2014). Combination of psychological intervention and phosphodiesterase-5 inhibitors for erectile dysfunction: A narrative review and meta-analysis. *Journal of Sexual Medicine, 11*(6), 1376–1391. https://doi.org/10.1111/jsm.12520

Schöttle, D., Lambert, M., Huber, C.G. & Briken, P. (2009). Psychopharmaka und sexuelle Störungen. *Psychiatrie und Psychotherapie up2date, 3*(4), 241–255. https://doi.org/10.1055/s-0029-1220347

Schwesig, R., Velten, J. & Hoyer, J. (2022). *Diagnostisches Interview für sexuelle Funktionsstörungen nach DSM-5 und ICD-11. Interviewteil Frauen.* Unveröffentlichtes Manuskript, Institut für klinische Psychologie und Psychotherapie, Technische Universität Dresden.

Shoar, S., Khavandi, S., Tabibzadeh, E., Vaez, A., Oskouei, A.K., Hosseini, F. et al. (2020). A late COVID-19 complication: Male sexual dysfunction. *Prehospital and Disaster Medicine, 35*(6), 688–689. https://doi.org/10.1017/S1049023X20001223

Sims, K.E. & Meana, M. (2010). Why did passion wane? A qualitative study of married women's attributions for declines in sexual desire. *Journal of Sex & Marital Therapy, 36*(4), 360–380. https://doi.org/10.1080/0092623X.2010.498727

Stier, B. (2017). *Manual Jungenmedizin.* Berlin: Springer. https://doi.org/10.1007/978-3-658-17323-4

Taylor, B. & Davis, S. (2007). The Extended PLISSIT Model for Addressing the Sexual Wellbeing of Individuals with an Acquired Disability or Chronic Illness. *Sexuality and Disability, 25*(3), 135–139. https://doi.org/10.1007/s11195-007-9044-x

Travison, T.G., Shabsigh, R., Araujo, A.B., Kupelian, V., O'Donnell, A.B. & McKinlay, J.B. (2007). The natural progression and remission of erectile dysfunction: Results from the Massachusetts Male Aging Study. *The Journal of Urology, 177*(1), 241–246. https://doi.org/10.1016/j.juro.2006.08.108

Turner, D., Briken, P., Klein, V. & Rettenberger, M. (2014). SIS/SES-SF (Sexual Inhibition Scales/Sexual Excitation Scales – Short Form [German Version]). In D. Richter, E. Brähler & B. Strauß (Hrsg.), *Diagnostische Verfahren in der Sexualwissenschaft* (S. 114–126). Göttingen: Hogrefe.

Tuschen-Caffier, B. & von Gemmeren, B. (2009). Problem-und Verhaltensanalyse. In J. Margraf & S. Schneider (Hrsg.), *Lehrbuch der Verhaltenstherapie* (S. 363–375). Berlin: Springer.

van Ahlen, H. & Kliesch, S. (2009). Störungen der Erektion, Kohabitation und Ejakulation. In E. Nieschlag, H.M. Behre, S. Nieschlag (Hrsg.), *Andrologie* (S. 283–324). Berlin: Springer.

Veale, D., Miles, S., Read, J., Troglia, A., Wylie, K. & Muir, G. (2015). Sexual functioning and behavior of men with body dysmorphic disorder concerning penis size compared with men anxious about penis size and with controls: A cohort study. *Sexual Medicine, 3*(3), 147–155. https://doi.org/10.1016/j.bodyim.2014.09.008

Velten, J. (2017). The dual control model of sexual response: Relevance of sexual excitation and sexual inhibition for sexual function. *Current Sexual Health Reports, 9*(2), 90–97. https://doi.org/10.1007/s11930-017-0108-3

Velten, J. (2018). *Sexuelle Funktionsstörungen bei Frauen*. Göttingen: Hogrefe. https://doi.org/10.1026/02837-000

Velten, J., Blackwell, S.E., Margraf, J. & Woud, M.L. (2019). Assessing cognitive appraisals related to sexual function: A scenario-based approach. *Archives of Sexual Behavior, 48*(3), 781–794. https://doi.org/10.1007/s10508-019-1398-5

Velten, J., Brailovskaia, J. & Margraf, J. (2019). Exploring the impact of personal and partner traits on sexuality: Sexual excitation, sexual inhibition, and big five predict sexual function in couples. *Journal of Sex Research, 56*(3), 287–299. https://doi.org/10.1080/00224499.2018.1491521

Velten, J. & Margraf, J. (2017). Satisfaction guaranteed? How actor, partner, and relationship factors impact sexual satisfaction within partnerships. *PLoS ONE, 12*(2), e0172855. https://doi.org/10.1371/journal.pone.0172855

Velten, J. & Özdemir, U.C. (2021). Ejakulationskontrolle. In M. Linden & M. Hautzinger (Hrsg.), *Verhaltenstherapiemanual* (9. Aufl., S. 93–97). Berlin, Heidelberg: Springer.

Velten, J., Pantazidis, P., Benecke, A., Bräscher, A.-K., Fehm, L., Fladung, A.-K. et al. (2021). Wie häufig werden Diagnosen aus dem Bereich der sexuellen Funktionsstörungen an deutschen Hochschulambulanzen für Psychotherapie an psychologischen Instituten vergeben? *Zeitschrift für Sexualforschung, 34*, 5–14. https://doi.org/10.31219/osf.io/ynz47

Velten, J., Scholten, S. & Margraf, J. (2018). Psychometric properties of the Sexual Excitation/Sexual Inhibition Inventory for Women and Men (SESII-W/M) and the Sexual Excitation Scales/Sexual Inhibition Scales – Short Form (SIS/SES-SF) in a population-based sample in Germany. *PLoS ONE, 13*(3), e0193080. https://doi.org/10.1037/t70077-000

Velten, J. & Zarski, A.-C. (2022). *Therapie-Tools Sexuelle Funktionsstörungen*. Weinheim: Beltz.

Ventus, D., Gunst, A., Arver, S., Dhejne, C., Öberg, K.G., Zamore-Söderström, E., ... & Jern, P. (2020). Vibrator-Assisted start-stop exercises improve premature ejaculation symptoms: A randomized controlled trial. *Archives of sexual behavior, 49*(5), 1559–1573.

Weltgesundheitsorganisation. (2005). *Internationale Klassifikation psychischer Störungen ICD-10 Kapitel V (F). Klinisch-diagnostische Leitlinien* (Übers. und hrsg. von H. Dilling, W. Mombour & M.H. Schmidt). Bern: Huber.

Wiegel, M., Scepkowski, L.A. & Barlow, D.H. (2005). Cognitive and affective processes in female sexual dysfunctions. In I. Goldstein, C.M. Meston, S. Davis & A.M. Traish (Eds.), *Women's sexual function and dysfunction: Study, diagnosis and treatment* (pp. 85–92). New York: Taylor & Francis. https://doi.org/10.1201/b14618-13

Wyatt, R.B. & de Jong, D.C. (2020). Anxiousness and distractibility strengthen mediated associations between men's penis appearance concerns, spectatoring, and sexual difficulties: A preregistered study. *Archives of Sexual Behavior, 49*, 2981–2992. https://doi.org/10.1007/s10508-020-01753-4

Wylie, K.R. & Eardley, I. (2007). Penile size and the „small penis syndrome". *BJU International, 99*(6), 1449–1455. https://doi.org/10.1111/j.1464-410X.2007.06806.x

Yehuda, R., Lehrner, A. & Rosenbaum, T.Y. (2015). PTSD and sexual dysfunction in men and women. *Journal of Sexual Medicine, 12*(5), 1107–1119. https://doi.org/10.1111/jsm.12856

Zahler, L., Meyers, M., Blackwell, S., Woud, M., Margraf, J. & Velten, J. (2021). Using three indirect measures to assess the role of sexuality-related associations and interpretations for women's sexual desire: An internet-based experimental study. *Archives of Sexual Behavior, 50*(6). 2471–2484. https://doi.org/10.31219/osf.io/3kz4n

Zemishlany, Z. & Weizman, A. (2008). The impact of mental illness on sexual dysfunction. *Advances in Psychosomatic Medicine, 29*, 89–94. https://doi.org/10.1159/000126626

8 Kompetenzziele und Lernkontrollfragen

Kompetenzziele

Folgendes Wissen und folgende Kompetenzen sollen durch die Lektüre dieses Bandes erworben werden:

1. Sexuelle Symptome und Beschwerden diagnostisch und differentialdiagnostisch einordnen können.
2. Sexualanamnestische Informationen erheben und sexuelle Störungen explorieren können.
3. Psychotherapeutische Behandlungsmöglichkeiten bei verschiedenen sexuellen Funktionsstörungen kennenlernen und anwenden können.
4. Hintergrundwissen zur Entstehung und Behandlung sexueller Funktionsstörungen erwerben, um eine adäquate Psychoedukation durchführen zu können.
5. Typische kognitive Verzerrungen von Patient:innen mit sexuellen Funktionsstörungen identifizieren und modifizieren können.
6. Partnerschaftliche Übungen als Intervention bei sexuellen Funktionsstörungen kennen und einsetzen lernen.
7. Den sexuellen Mythen der Patient:innen kompetent begegnen und diese durch evidenzbasierte Information korrigieren können.
8. Auf schwierige Psychotherapiesituationen in der Behandlung sexueller Funktionsstörungen vorbereitet sein.

Lernkontrollfragen

1. Nach dem Dual Control Model nach Bancroft und Janssen (2000), beeinflussen zwei Faktoren, wie leicht Personen durch sexuelle Reize erregbar sind (sexuelle Exzitation) und wie leicht ihre Erregung durch Sorgen über ihre sexuelle Leistung bzw. über negative Konsequenzen des sexuellen Verhaltens gehemmt wird (sexuelle Inhibition). Bei welcher der folgenden Kombinationen ist am ehesten mit der Entwicklung von sexuellen Funktionsstörungen zu rechnen?
   a. Geringe sexuelle Inhibition und hohe Exzitation.
   b. Hohe sexuelle Inhibition und hohe Exzitation.
   c. Hohe sexuelle Inhibition und geringe Exzitation.
   d. Geringe sexuelle Inhibition und geringe Exzitation.

2. Partnerschaftliche Faktoren können die Sexualität beeinflussen. Welche Aussage ist richtig? Die Häufigkeit von partnerschaftlichem sexuellem Verhalten ...
   a. nimmt mit Beziehungsdauer zu.
   b. nimmt mit Beziehungsdauer ab.
   c. bleibt mit zunehmender Beziehungsdauer gleich.
   d. ist unabhängig von der Beziehungsdauer.

3. Was gilt für das diagnostische Gespräch sexueller Störungen (Sexualanamnese)?
   a. Fachbegriffe verwenden, um Kompetenz und Professionalität zu zeigen, sowie rein offene Fragen stellen, um Patient:innen antworten zu lassen.
   b. Alltagssprachliche Begriffe verwenden, um Missverständnissen vorzubeugen, sowie kombiniert mit offenen Fragen auch spezifische Fragen stellen, um Scheu und Scham entgegenzuwirken.
   c. Fachbegriffe verwenden, um Kompetenz und Professionalität zu zeigen, sowie standardisiertes Interview in Kombination mit psychometrischen Verfahren verwenden.
   d. Umgangssprachliche Begriffe verwenden, um Missverständnissen vorzubeugen, sowie rein offene Fragen stellen, um Patient:innen antworten zu lassen.

4. Als auslösender und/oder verstärkender Faktor der Erektionsstörung ist folgende Erkrankung fachärztlich ggf. abzuklären:
   a. Diabetes mellitus.
   b. Clavus durus.
   c. Kraniomandibuläre Dysfunktion.
   d. Fraktur.

5. Bis heute werden nach Masters und Johnson (1966, 1970) partnerschaftliche Übungen als Intervention eingesetzt. Diese Übungen wurden immer wieder weiterentwickelt und modifiziert und heißen:
   a. Sensitivitätsübungen.
   b. Sensibilitätsübungen.
   c. Sensationsübungen.
   d. Sensualitätsübungen.

6. Eine mögliche Intervention bei vorzeitigem Samenerguss neben der Stopp-Start-Methode, ist die
   a. Pull-Technik.
   b. Squeeze-Technik.
   c. Pinch-Technik.
   d. Spin-Technik.

7. Sexuelle Funktionsstörungsdiagnosen können spezifiziert werden in
   a. lebenslang vs. erworben sowie generalisiert vs. situativ.
   b. lebenslang vs. erworben sowie allgemein vs. spezifisch.
   c. seit Adoleszenz vs. seit Erwachsenenalter sowie generalisiert vs. situativ.
   d. seit Adoleszenz vs. seit Erwachsenenalter sowie allgemein vs. spezifisch.

8. Das PLISSIT-Modell nach Annon (1976) kann helfen, eine Entscheidung bezüglich des Settings (Sexualberatung vs. Sexualtherapie) zu treffen. Hierbei stehen die Buchstaben LI im Akronym PLISSIT für:
   a. Limited Interrogation.
   b. Limited Intervention.
   c. Limited Information.
   d. Limited Intimacy.

Beantworten Sie die hier abgedruckten Lernkontrollfragen in unserem Continuing Education Portal und sammeln Sie einfach und bequem Fortbildungspunkte der Kategorie D für Fachkräfte im Bereich Psychotherapie (CE). Der Zugang zu zertifizierten Online-Fortbildungen steht Ihnen rund um die Uhr zur Verfügung. Mehr Informationen zu diesem kostenpflichtigen Service finden Sie unter: ce.hogrefe.com

9 Anhang

Screening für sexuelle Probleme bei Männern (SSP-M) (aus Velten & Zarski, 2022)[1] 1/2

Die folgenden Fragen beziehen sich auf mögliche Schwierigkeiten mit der sexuellen Funktion. Bitte beantworten Sie die Fragen offen und ehrlich. Geben Sie an, wie häufig die folgenden Probleme bei Ihnen in den letzten sechs Monaten aufgetreten sind und wie sehr Sie unter dem jeweiligen Problem leiden.

Verringertes sexuelles Verlangen

Wie häufig haben Sie in den letzten sechs Monaten ein Fehlen oder eine deutliche Verringerung an sexuellem Verlangen oder der Motivation zu sexuellen Aktivitäten erlebt?

Ein Fehlen oder eine deutliche Verringerung an sexuellem Verlangen kann sich z. B. dadurch zeigen, dass Sie keine sexuellen Fantasien haben, kein Verlangen nach Sex spüren und sich auch beim Sex kein sexuelles Interesse entwickelt.

☐ nie ☐ selten ☐ manchmal ☐ oft ☐ immer

Wie sehr leiden Sie unter diesem Problem?

☐ gar nicht ☐ etwas ☐ mittelmäßig ☐ stark ☐ sehr stark

Persönliche Ergänzungen:

____

____

Probleme mit der Erektion

Wie häufig haben Sie in den letzten sechs Monaten bei sexueller Aktivität Schwierigkeiten erlebt, eine Erektion zu bekommen oder aufrechtzuerhalten?

Die Häufigkeit bezieht sich hier auf die Anzahl der sexuellen Situationen, in denen das Problem auftrat.

☐ nie ☐ selten ☐ manchmal ☐ oft ☐ immer

Wie sehr leiden Sie unter diesem Problem?

☐ gar nicht ☐ etwas ☐ mittelmäßig ☐ stark ☐ sehr stark

Persönliche Ergänzungen:

____

____

1 Abdruck erfolgt mit freundlicher Genehmigung von © 2022 PVU Psychologie Verlags Union in der Verlagsgruppe Beltz, Weinheim Basel.

Screening für sexuelle Probleme bei Männern (SSP-M) (aus Velten & Zarski, 2022) 2/2

Vorzeitiger Samenerguss

Wie häufig haben Sie in den letzten sechs Monaten Schwierigkeiten damit gehabt, dass es vor, während oder kurz nach dem vaginalen Einführen (oder bei anderen sexuellen Aktivitäten) vorzeitig zur Ejakulation kam, ohne dass Sie dies wollten oder kontrollieren konnten?

Die Häufigkeit bezieht sich hier auf die Anzahl der sexuellen Situationen, in denen das Problem auftrat.

☐ nie ☐ selten ☐ manchmal ☐ oft ☐ immer

Wie sehr leiden Sie unter diesem Problem?

☐ gar nicht ☐ etwas ☐ mittelmäßig ☐ stark ☐ sehr stark

Persönliche Ergänzungen:

____

____

Verzögerter Samenerguss

Wie häufig haben Sie in den letzten sechs Monaten eine Unfähigkeit oder deutliche Verzögerung erlebt, bei sexueller Aktivität eine Ejakulation zu erreichen?

Die Häufigkeit bezieht sich hier auf die Anzahl der sexuellen Situationen, in denen das Problem auftrat.

☐ nie ☐ selten ☐ manchmal ☐ oft ☐ immer

Wie sehr leiden Sie unter diesem Problem?

☐ gar nicht ☐ etwas ☐ mittelmäßig ☐ stark ☐ sehr stark

Persönliche Ergänzungen:

____

____

Andere Schwierigkeiten mit der sexuellen Funktion

Andere sexuelle Schwierigkeit, und zwar: ______________________________

☐ nie ☐ selten ☐ manchmal ☐ oft ☐ immer

Wie sehr leiden Sie unter diesem Problem?

☐ gar nicht ☐ etwas ☐ mittelmäßig ☐ stark ☐ sehr stark

Persönliche Ergänzungen:

____

____

Strukturiertes Interview für sexuelle Funktionsstörungen nach ICD-11 bei Männern (SISF-M) (aus Velten & Zarski, 2022)[2]		1/4
Vermindertes oder fehlendes sexuelles Verlangen (Hypoaktives sexuelles Verlangen, ICD-11 Code: HA00)		
Bei den folgenden Fragen geht es um Ihr sexuelles Verlangen bzw. Ihr Interesse an Sex. Erleben Sie aktuell einen Mangel oder Verlust an sexuellem Verlangen?	☐ Ja	☐ Nein
Wenn ja, dann bitte folgende Fragen stellen:		
Erleben Sie aktuell die folgenden Beschwerden?		
(1) Vermindertes oder fehlendes spontanes Verlangen (sexuelle Gedanken oder Fantasien)	☐ Ja	☐ Nein
(2) Vermindertes oder fehlendes reaktives Verlangen auf erotische Reize und Stimulation	☐ Ja	☐ Nein
(3) Unfähigkeit, das Verlangen oder Interesse an einer einmal begonnenen sexuellen Aktivität aufrechtzuerhalten.	☐ Ja	☐ Nein
Treten diese Beschwerden in den meisten sexuellen Situationen auf?	☐ Ja	☐ Nein
Treten diese Beschwerden über mehrere Monate durchgehend oder wiederkehrend auf?	☐ Ja	☐ Nein
Fühlen Sie sich durch die Beschwerden persönlich beeinträchtigt oder belastet?	☐ Ja	☐ Nein
Auswertung: Treten eines oder mehrere der Symptome (1), (2) oder (3) **häufig** sowie über **mehrere Monate** hinweg auf und verursachen klinisch bedeutsamen **Leidensdruck**? ☐ Ja, Hypoaktives sexuelles Verlangen (HA00) liegt vor. ☐ Nein, aber subklinische Symptomatik ☐ Nein, keinerlei Hinweise auf Störungsbild		
Sind die Beschwerden nach einem Zeitraum unproblematischen sexuellen Erlebens aufgetreten oder schon immer (z. B. seit der Pubertät) vorhanden gewesen?	☐ lebenslang	☐ erworben
Treten die Beschwerden in allen sexuellen Situationen (z. B. Paarsexualität, Selbstbefriedigung) auf oder sind sie auf bestimmte Situationen begrenzt?	☐ generalisiert	☐ situativ
Stehen die Beschwerden mit folgenden Faktoren in Verbindung?		
HA40.0: Medizinische Krankheitsbilder, Verletzungen oder Folgen von Operationen oder Strahlenbehandlungen		☐
HA40.1: Psychologische oder Verhaltensfaktoren, inkl. psychischen Störungen		☐
HA40.2: Gebrauch psychoaktiver Substanzen oder Medikation		☐
HA40.3: Mangel an Kenntnis oder Erfahrung		☐
HA40.4: Beziehungsfaktoren		☐
HA40.5: Kulturelle Faktoren		☐
HA40.Y: Andere ätiologische Faktoren, und zwar: ______________		☐

2 Abdruck erfolgt mit freundlicher Genehmigung von © 2022 PVU Psychologie Verlags Union in der Verlagsgruppe Beltz, Weinheim Basel.

Strukturiertes Interview für sexuelle Funktionsstörungen nach ICD-11 bei Männern (SISF-M) (aus Velten & Zarski, 2022) 2/4

Männliche sexuelle Erregungsstörung/Erektionsstörung (ICD-11 Code: HA01.1)

(4) Erleben Sie aktuell ein Unvermögen oder die deutliche Verringerung der Fähigkeit, eine Erektion von ausreichender Dauer oder Steifheit aufrechtzuerhalten, um sexuelle Aktivität zu ermöglichen? ☐ Ja ☐ Nein

Wenn ja, dann bitte folgende Fragen stellen:

Treten diese Beschwerden auch auf, wenn Sie den Wunsch nach Sex spüren und angemessen stimuliert werden? ☐ Ja ☐ Nein

Treten diese Beschwerden in den meisten sexuellen Situationen auf? ☐ Ja ☐ Nein

Treten diese Beschwerden episodisch oder anhaltend über einen Zeitraum von mindestens mehreren Monaten auf? ☐ Ja ☐ Nein

Fühlen Sie sich durch die Beschwerden persönlich beeinträchtigt oder belastet? ☐ Ja ☐ Nein

Auswertung: Tritt das Symptom (4) **trotz angemessener Stimulation** und **dem Wunsch nach Sex**, **häufig** sowie über **mehrere Monate** hinweg auf und verursacht klinisch bedeutsamen **Leidensdruck**?

☐ Ja, eine Männliche sexuelle Erregungsstörung/Erektionsstörung (HA01.1) liegt vor.
☐ Nein, aber subklinische Symptomatik
☐ Nein, keinerlei Hinweise auf Störungsbild

Sind die Beschwerden nach einem Zeitraum unproblematischen sexuellen Erlebens aufgetreten oder schon immer (z.B. seit der Pubertät) vorhanden gewesen? ☐ lebenslang ☐ erworben

Treten die Beschwerden in allen sexuellen Situationen (z.B. Paarsexualität, Selbstbefriedigung) auf oder sind sie auf bestimmte Situationen begrenzt? ☐ generalisiert ☐ situativ

Stehen die Beschwerden mit folgenden Faktoren in Verbindung?

HA40.0: Medizinische Krankheitsbilder, Verletzungen oder Folgen von Operationen oder Strahlenbehandlungen ☐
HA40.1: Psychologische oder Verhaltensfaktoren, inkl. psychischen Störungen ☐
HA40.2: Gebrauch psychoaktiver Substanzen oder Medikation ☐
HA40.3: Mangel an Kenntnis oder Erfahrung ☐
HA40.4: Beziehungsfaktoren ☐
HA40.5: Kulturelle Faktoren ☐
HA40.Y: Andere ätiologische Faktoren, und zwar: ______________________ ☐

Strukturiertes Interview für sexuelle Funktionsstörungen nach ICD-11 bei Männern (SISF-M) (aus Velten & Zarski, 2022) 3/4

Vorzeitige Ejakulation (ICD-11 Code: HA03.0)

(5) Erleben Sie aktuell Schwierigkeiten damit, dass es vor, während oder kurz nach dem vaginalen Einführen (oder bei anderen relevanten sexuellen Aktivitäten) vorzeitig zur Ejakulation kommt, ohne dass Sie dies wollen oder kontrollieren können?	☐ Ja	☐ Nein

Wenn ja, dann bitte folgende Fragen stellen:

Treten diese Beschwerden in den meisten sexuellen Situationen auf?	☐ Ja	☐ Nein
Treten diese Beschwerden über mehrere Monaten durchgehend oder wiederkehrend auf?	☐ Ja	☐ Nein
Fühlen Sie sich durch die Beschwerden persönlich beeinträchtigt oder belastet?	☐ Ja	☐ Nein

Auswertung: Tritt das Symptom (5) **häufig** sowie über **mehrere Monate** hinweg auf und verursacht klinisch bedeutsamen **Leidensdruck**?

☐ Ja, eine Vorzeitige Ejakulation (HA03.0) liegt vor.
☐ Nein, aber subklinische Symptomatik
☐ Nein, keinerlei Hinweise auf Störungsbild

Sind die Beschwerden nach einem Zeitraum unproblematischen sexuellen Erlebens aufgetreten oder schon immer (z. B. seit der Pubertät) vorhanden gewesen?	☐ lebenslang	☐ erworben
Treten die Beschwerden in allen sexuellen Situationen (z. B. Paarsexualität, Selbstbefriedigung) auf oder sind sie auf bestimmte Situationen begrenzt?	☐ generalisiert	☐ situativ

Stehen die Beschwerden mit folgenden Faktoren in Verbindung?

HA40.0: Medizinische Krankheitsbilder, Verletzungen oder Folgen von Operationen oder Strahlenbehandlungen	☐
HA40.1: Psychologische oder Verhaltensfaktoren, inkl. psychischen Störungen	☐
HA40.2: Gebrauch psychoaktiver Substanzen oder Medikation	☐
HA40.3: Mangel an Kenntnis oder Erfahrung	☐
HA40.4: Beziehungsfaktoren	☐
HA40.5: Kulturelle Faktoren	☐
HA40.Y: Andere ätiologische Faktoren, und zwar: ____________________	☐

Strukturiertes Interview für sexuelle Funktionsstörungen nach ICD-11 bei Männern (SISF-M) (aus Velten & Zarski, 2022)		**4/4**
Verzögerte Ejakulation (ICD-11 Code: HA03.1)		
Erleben Sie aktuell eine Unfähigkeit oder deutliche Verzögerung bei sexueller Aktivität, eine Ejakulation zu erreichen?	☐ Ja	☐ Nein
Wenn ja, dann bitte folgende Fragen stellen:		
Erleben Sie aktuell die folgenden Beschwerden?		
(6) Unfähigkeit zur Ejakulation.	☐ Ja	☐ Nein
(7) Übermäßige Verzögerung der Ejakulation.	☐ Ja	☐ Nein
Treten diese Beschwerden auch auf, wenn Sie den Wunsch nach Sex spüren, sich wünschen zu ejakulieren und angemessen stimuliert werden?	☐ Ja	☐ Nein
Treten diese Beschwerden in den meisten sexuellen Situationen auf?	☐ Ja	☐ Nein
Treten diese Beschwerden episodisch oder anhaltend über einen Zeitraum von mindestens mehreren Monaten auf?	☐ Ja	☐ Nein
Fühlen Sie sich durch die Beschwerden persönlich beeinträchtigt oder belastet?	☐ Ja	☐ Nein
Auswertung: Treten eines oder beide der Symptome (6) oder (7) **häufig** sowie über **mehrere Monate** hinweg auf und verursachen klinisch bedeutsamen **Leidensdruck**? ☐ Ja, eine Verzögerte Ejakulation (HA03.1) liegt vor. ☐ Nein, aber subklinische Symptomatik ☐ Nein, keinerlei Hinweis auf Störungsbild		
Sind die Beschwerden nach einem Zeitraum unproblematischen sexuellen Erlebens aufgetreten oder schon immer (z.B. seit der Pubertät) vorhanden gewesen?	☐ lebenslang	☐ erworben
Treten die Beschwerden in allen sexuellen Situationen (z.B. Paarsexualität, Selbstbefriedigung) auf oder sind sie auf bestimmte Situationen begrenzt?	☐ generalisiert	☐ situativ
Stehen die Beschwerden mit folgenden Faktoren in Verbindung?		
HA40.0: Medizinische Krankheitsbilder, Verletzungen oder Folgen von Operationen oder Strahlenbehandlungen		☐
HA40.1: Psychologische oder Verhaltensfaktoren, inkl. psychischen Störungen		☐
HA40.2: Gebrauch psychoaktiver Substanzen oder Medikation		☐
HA40.3: Mangel an Kenntnis oder Erfahrung		☐
HA40.4: Beziehungsfaktoren		☐
HA40.5: Kulturelle Faktoren		☐
HA40.Y: Andere ätiologische Faktoren, und zwar: ______________		☐